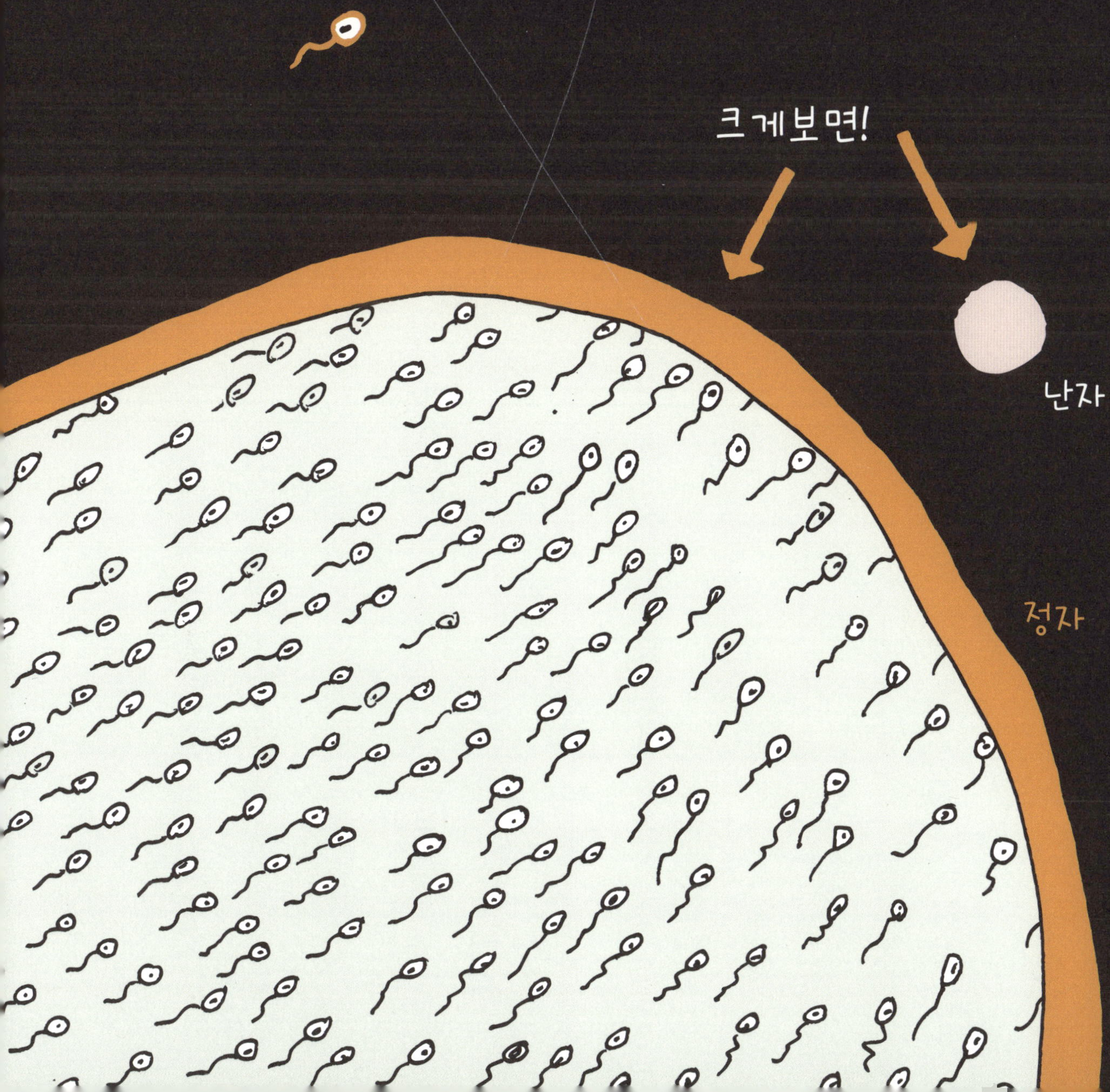
크게보면!
난자
정자

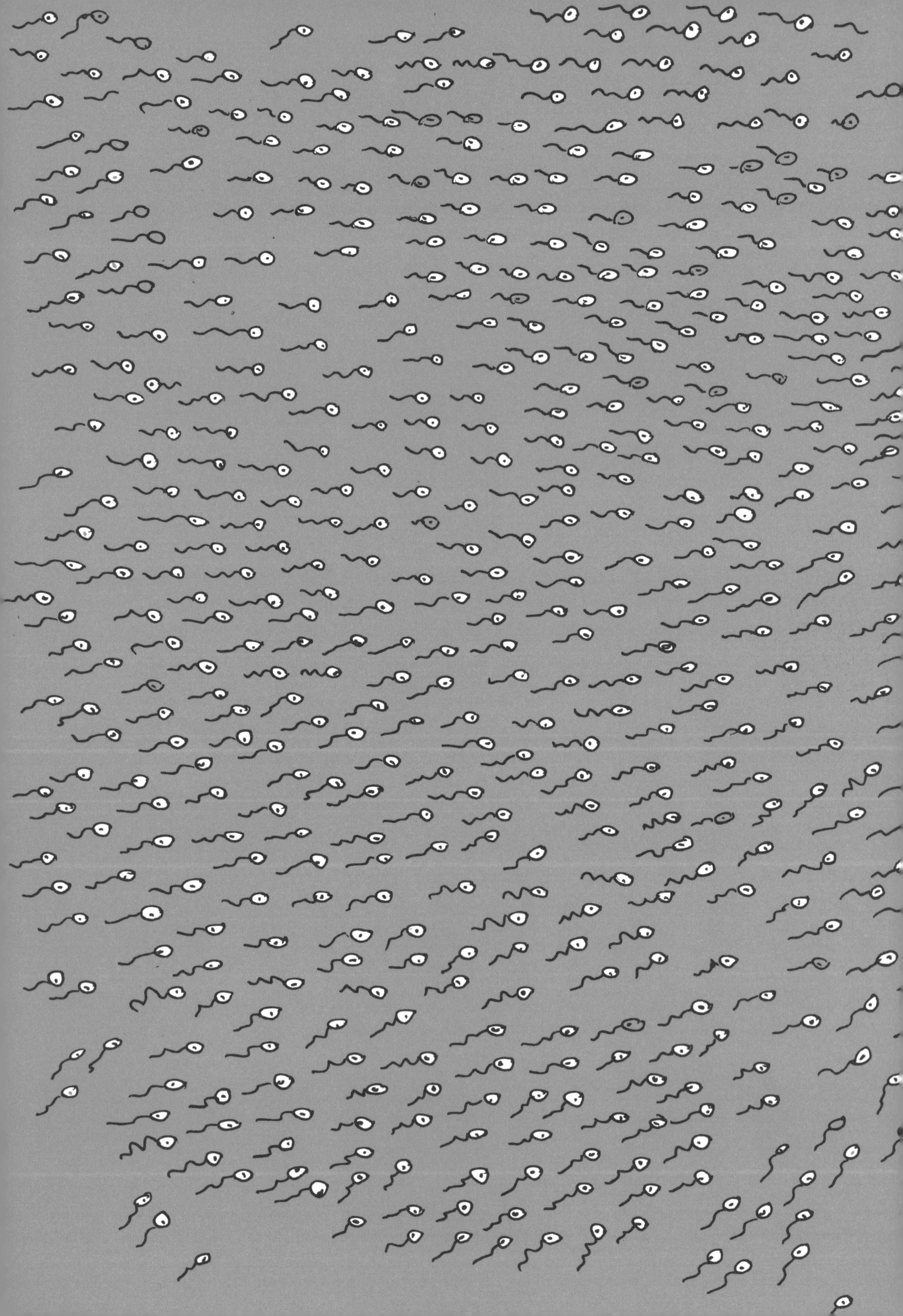

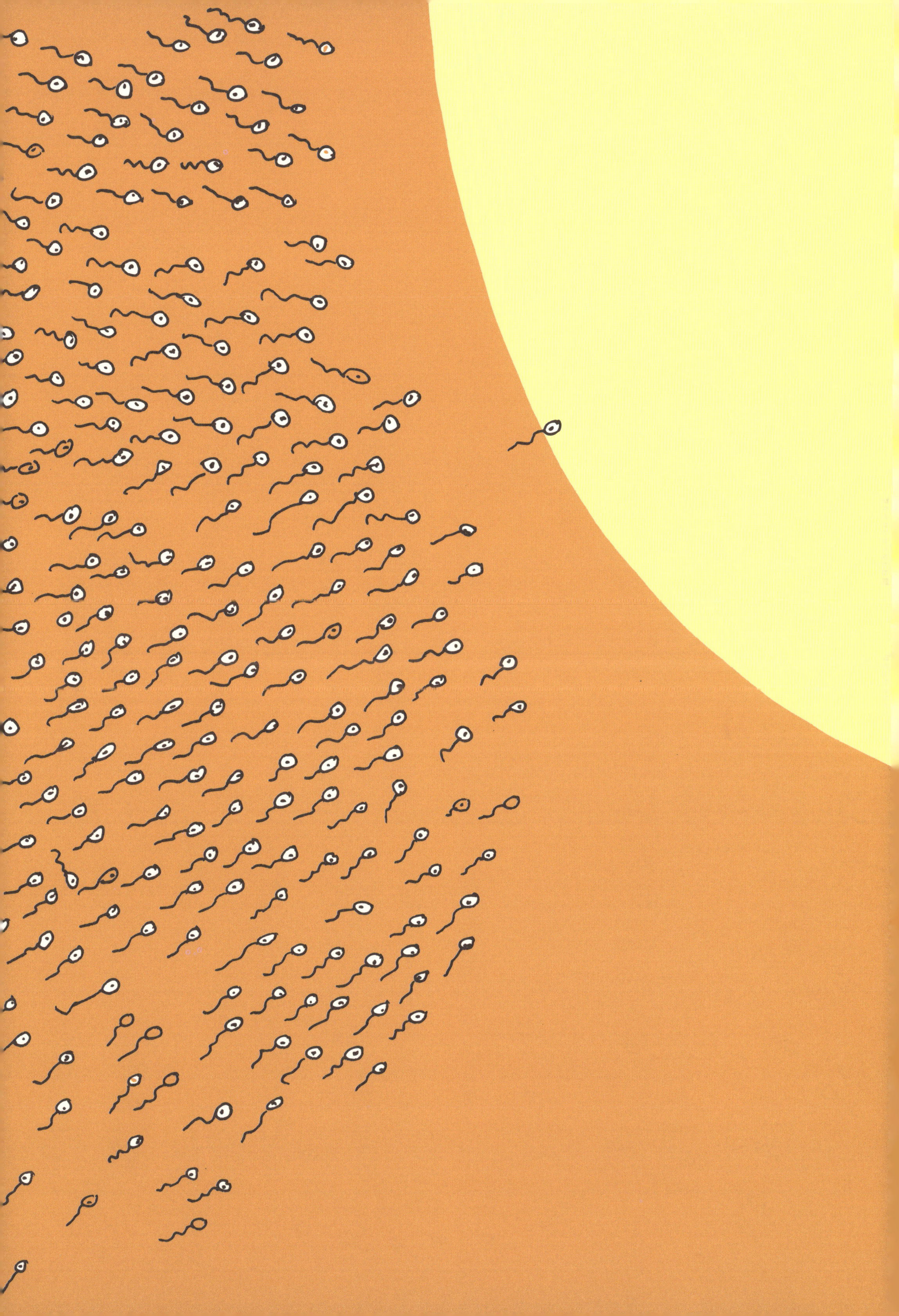

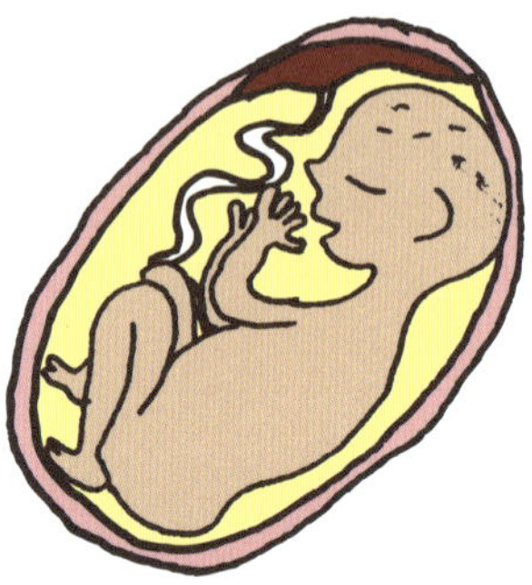

아기는 어떻게 태어났어요?

1판 1쇄 인쇄 | 2021년 2월 23일
1판 1쇄 발행 | 2021년 3월 8일

저　　자 Anna Fiske
옮 긴 이 군자출판사 학술국
발 행 인 장주연
출판기획 임경수
책임편집 김수경
편집디자인 주은미
표지디자인 김재욱
발 행 처 군자출판사(주)
등록 제4-139호(1991. 6. 24)
본사 (10881) 파주출판단지 경기도 파주시 회동길 338(서패동 474-1)
전화 (031) 943-1888　　팩스 (031) 955-9545
홈페이지 | www.koonja.co.kr

The original title: Hvordan lager man en baby?

ISBN 979-11-5955-665-4
정가 18,000원

아기는 어떻게 태어났어요?

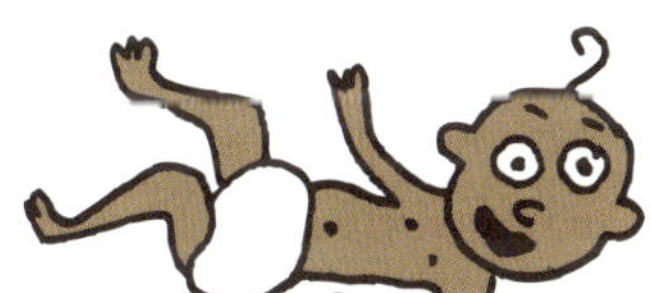

군자출판사 학술국

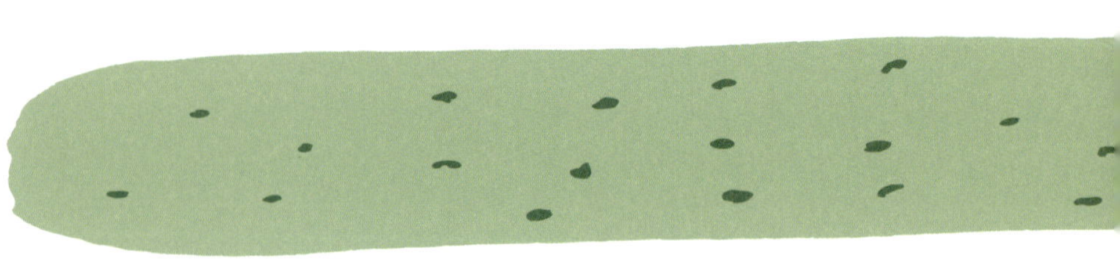

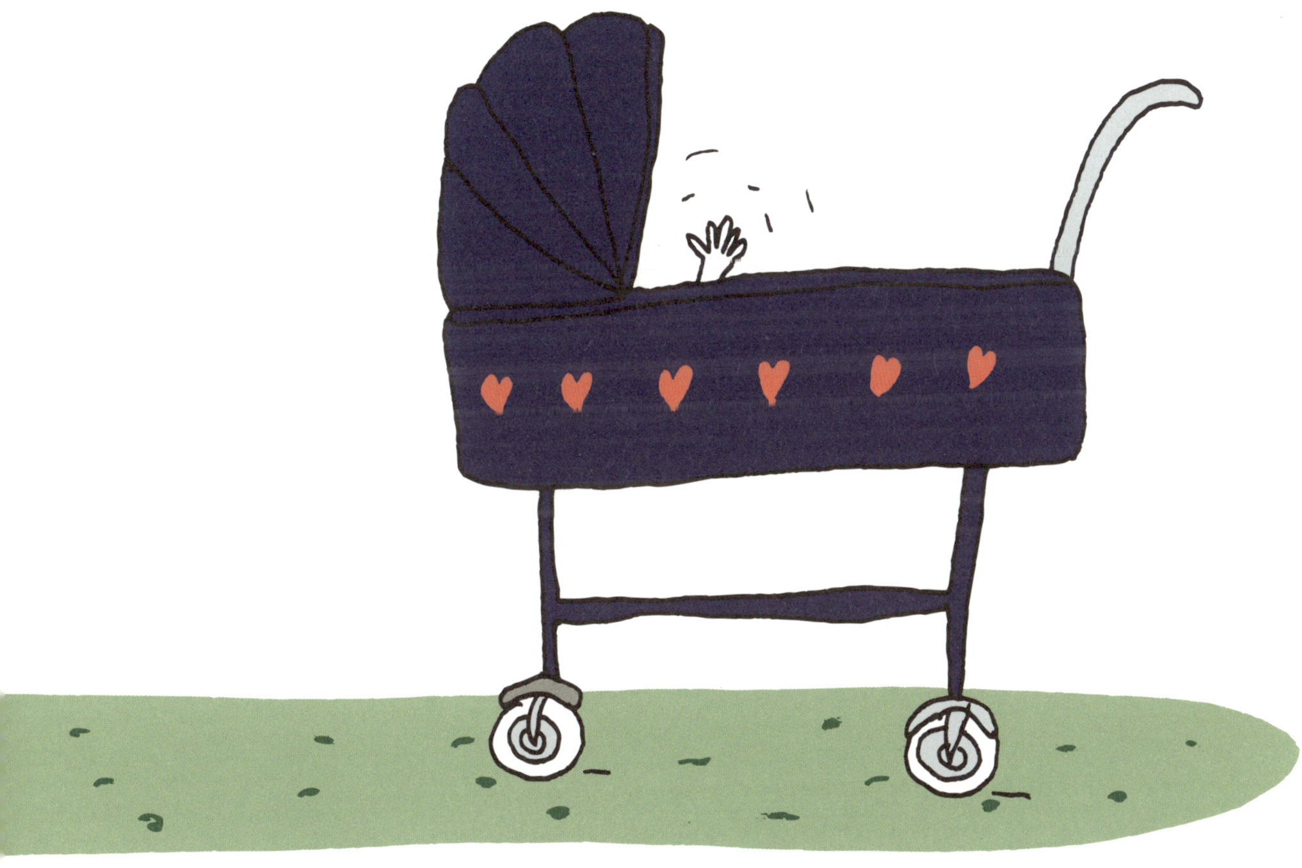

한때는 누구나 아기였어요.

세상의 모든 사람들은 처음에는 다 아기였어요.

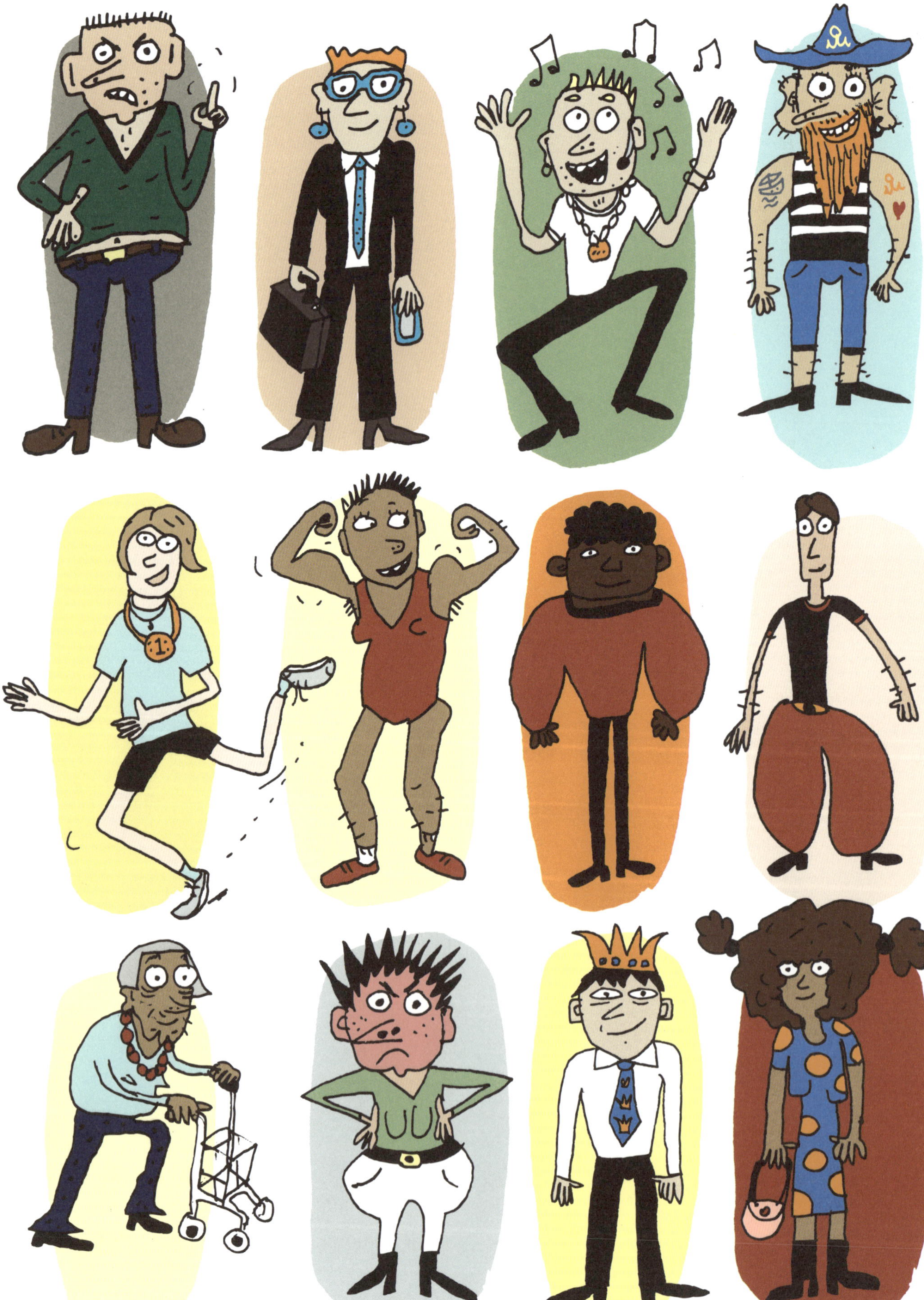

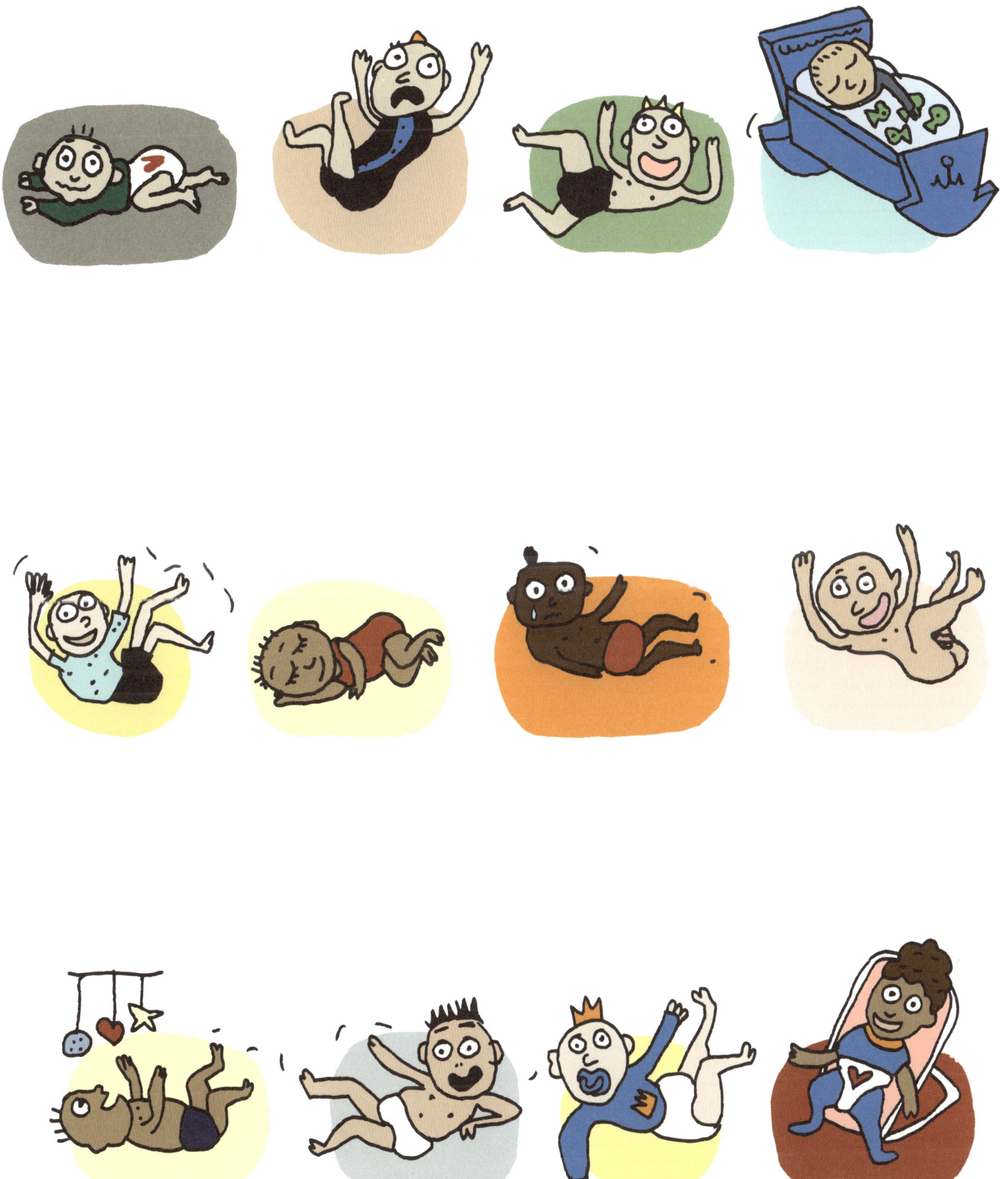

그런데 아기는 어떻게 태어나죠?

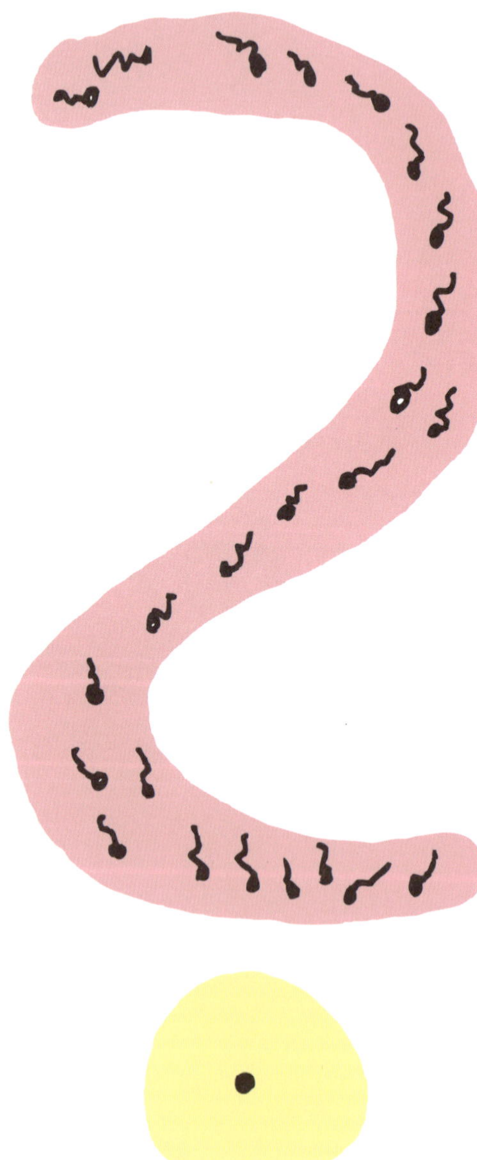

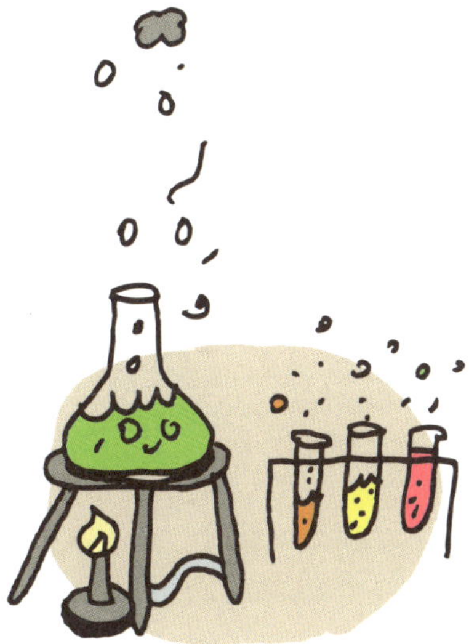

과학 실험실에서 만들까요?

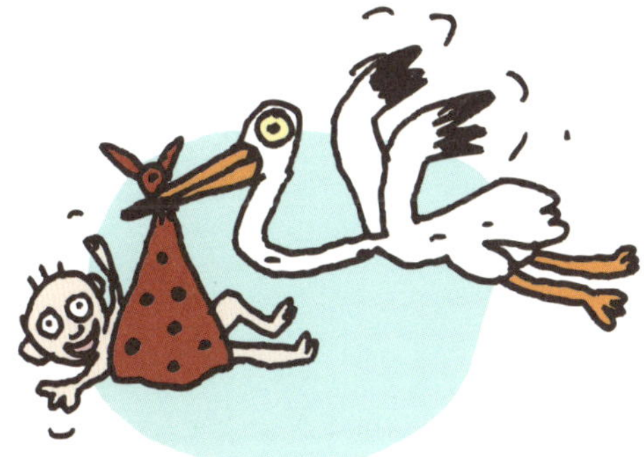

아니면 새가 물어다 줄까요?

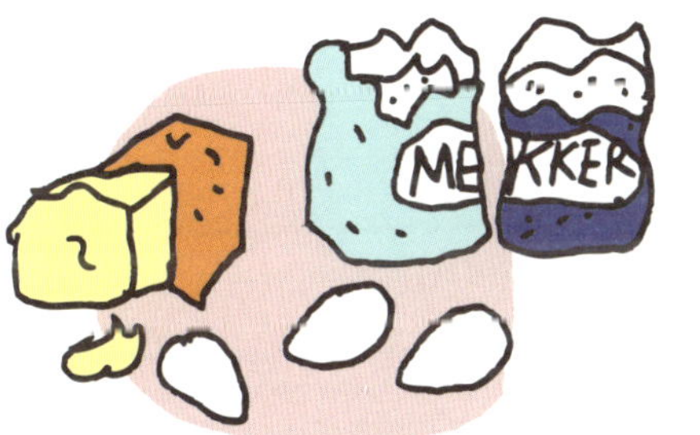

버터, 밀가루, 설탕, 달걀을
섞으면 만들 수 있나요?

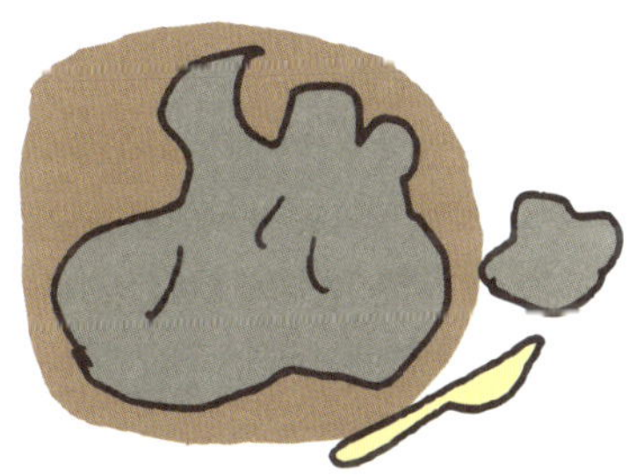

찰흙으로 만들까요?

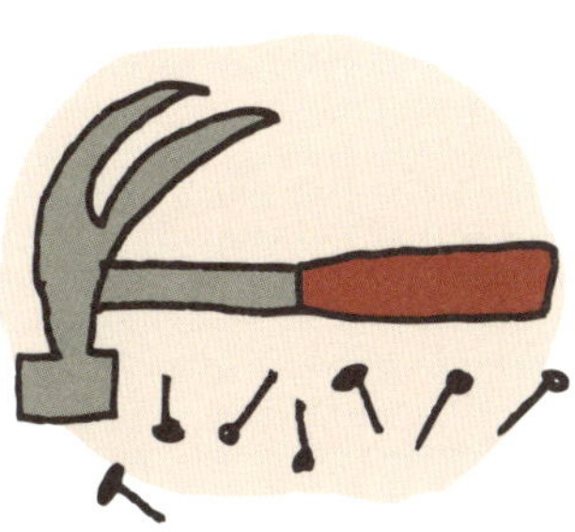

못이랑 망치를 가지고 만드나요?

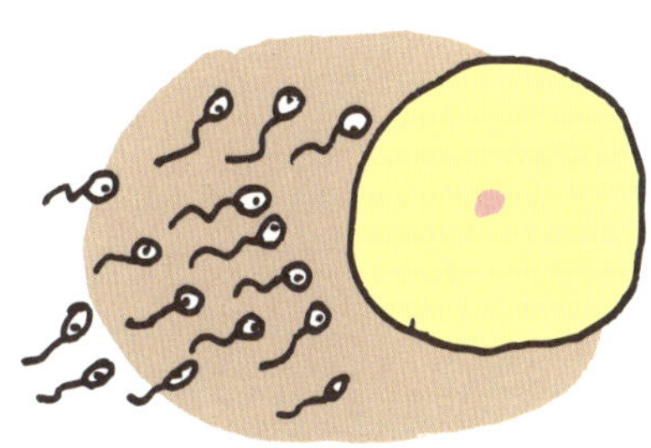

아니면 정자와 난자를 가지고 만드나요?

아기의 탄생은 '사랑'으로 시작합니다.
사랑에는 여러 가지 형태가 있어요.

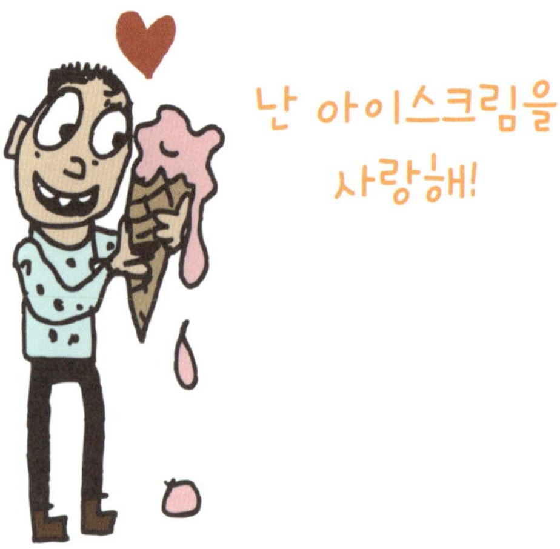
난 아이스크림을
사랑해!

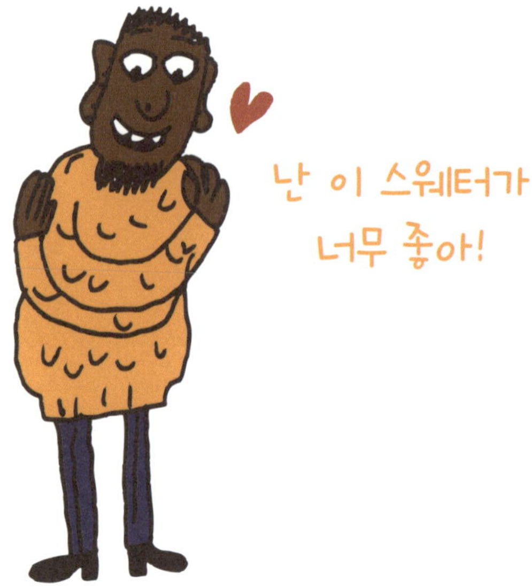
난 이 스웨터가
너무 좋아!

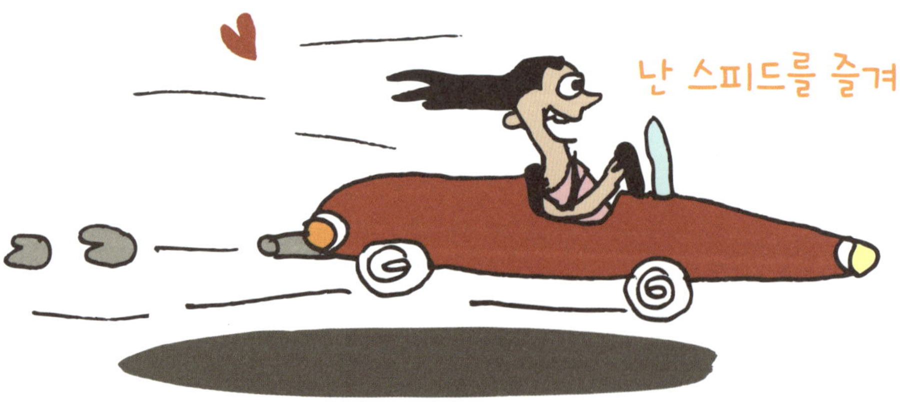
난 스피드를 즐겨!

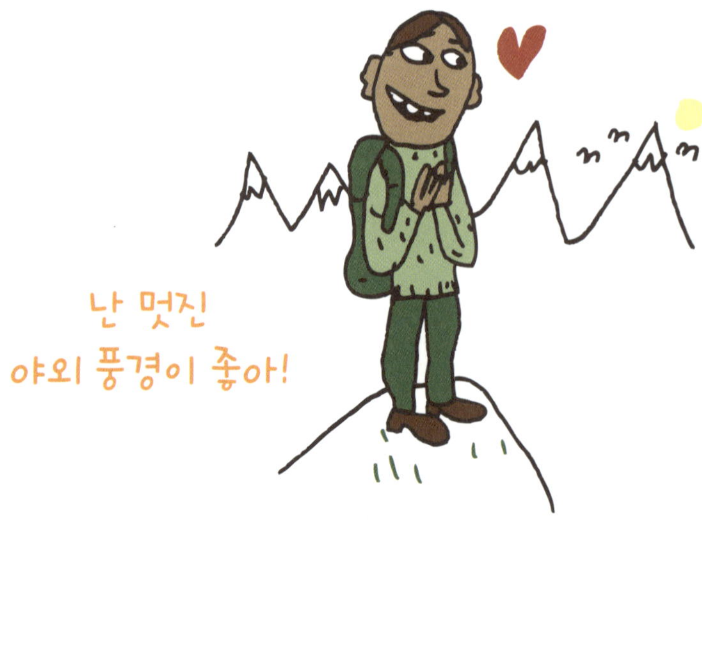
난 멋진
야외 풍경이 좋아!

우린 서로 사랑해!

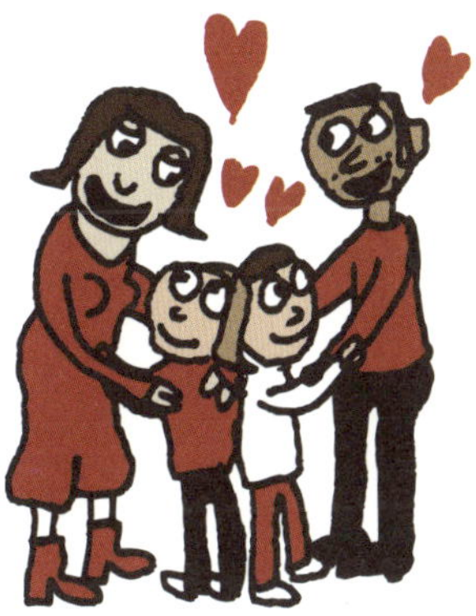

난 친구와 노는 게
제일 좋아!

나도!

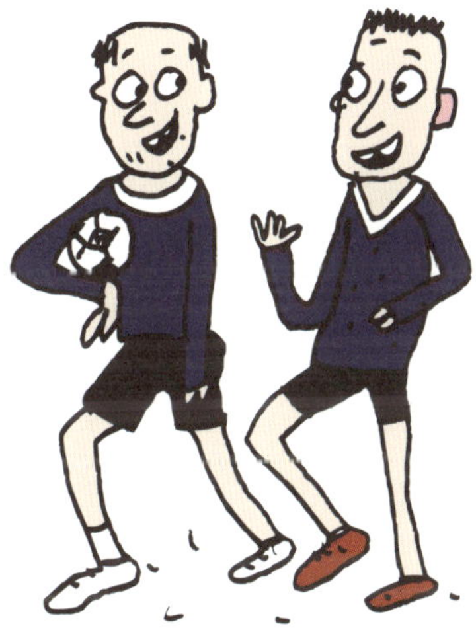

난 내 곰인형을
사랑해!

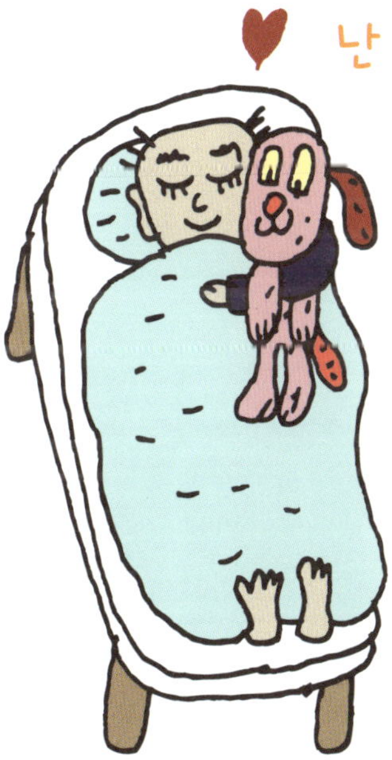

우리는
커플이야!

우린 서로
사랑해!

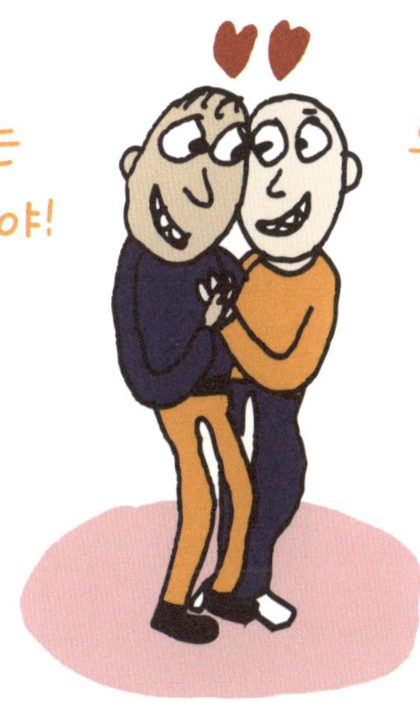

난 우리 강아지를
사랑해!

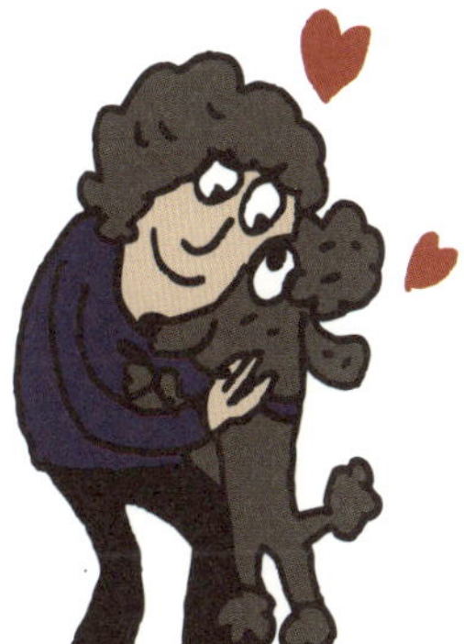

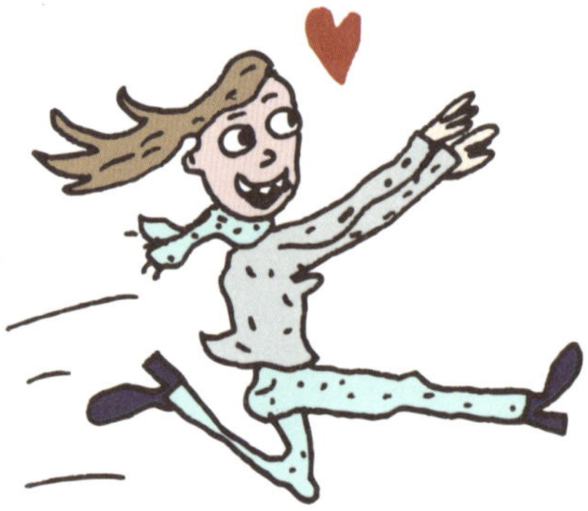
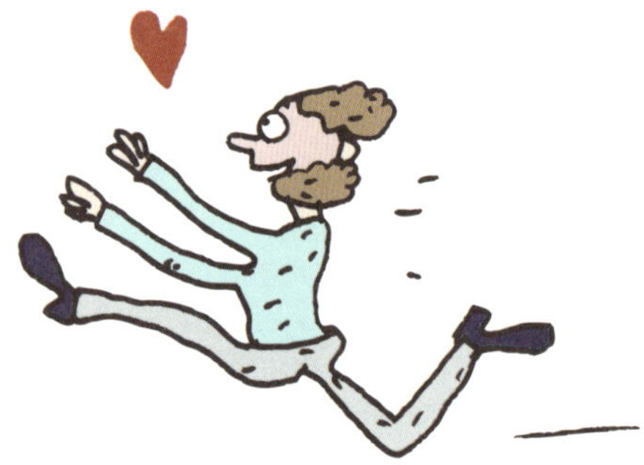

사랑하는 커플은 항상 함께하고 싶어 해요.

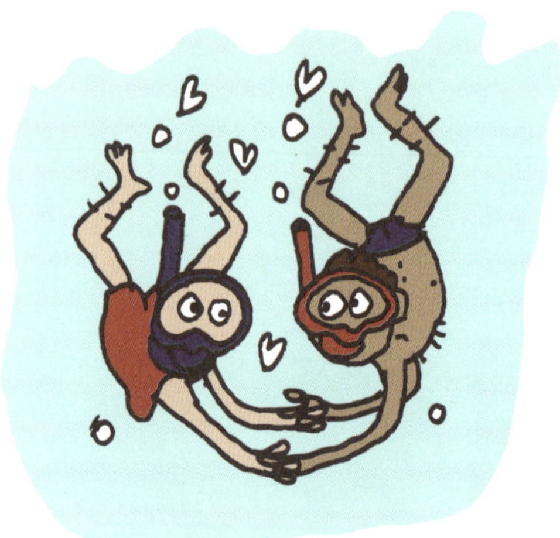
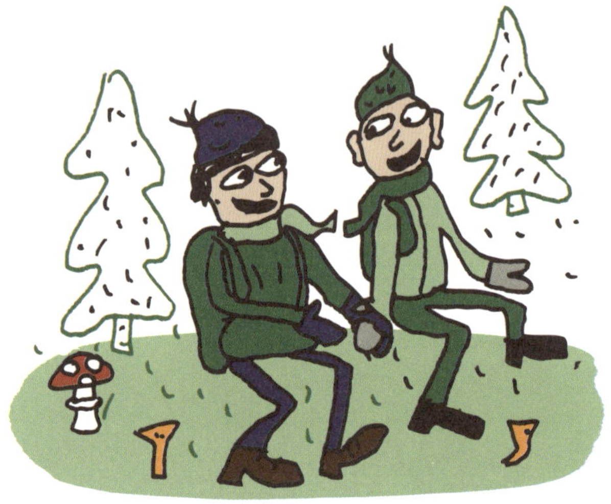

같이 새로운 경험도 하고 싶어 해요.

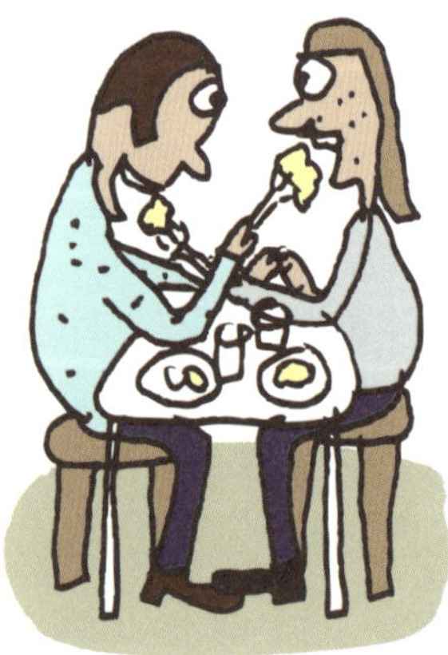

같이 맛있는 것을
먹고 싶어 해요.

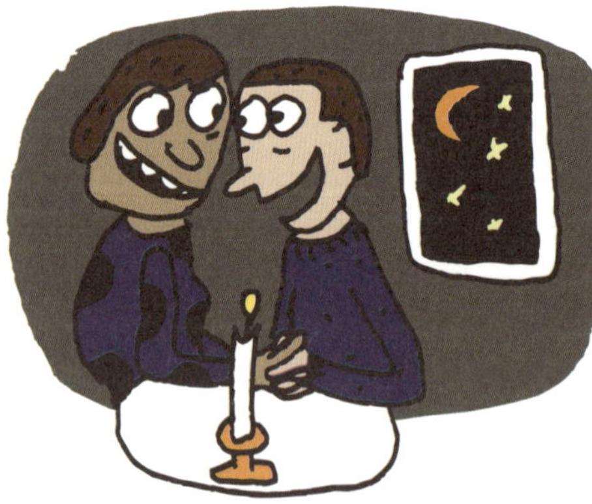

서로 이야기를 나누고
점점 친해지고 싶어 해요.

서로 최대한 가까이
붙어 있고 싶어 해요.

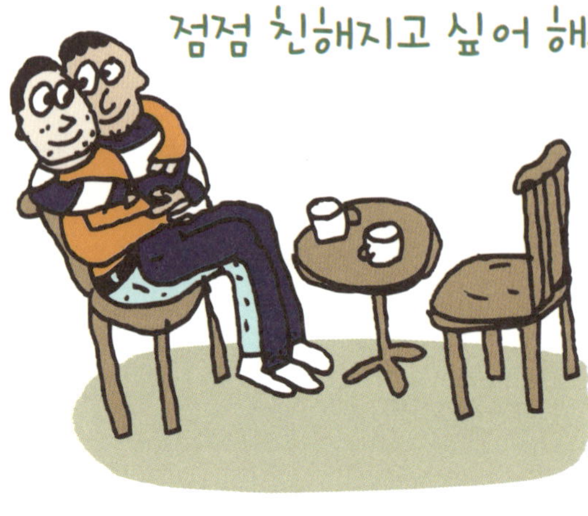

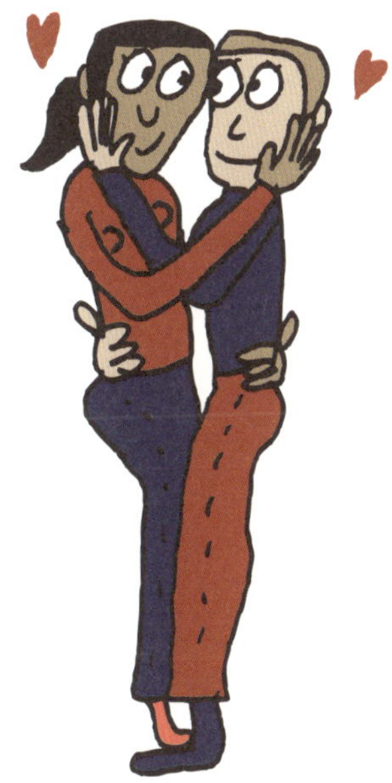

서로 사랑하는 어른들은
최대한 가까워지고 싶어 해요.

서로 안아주기도 하고, 뽀뽀도 하고 서로를 만지기도 해요.

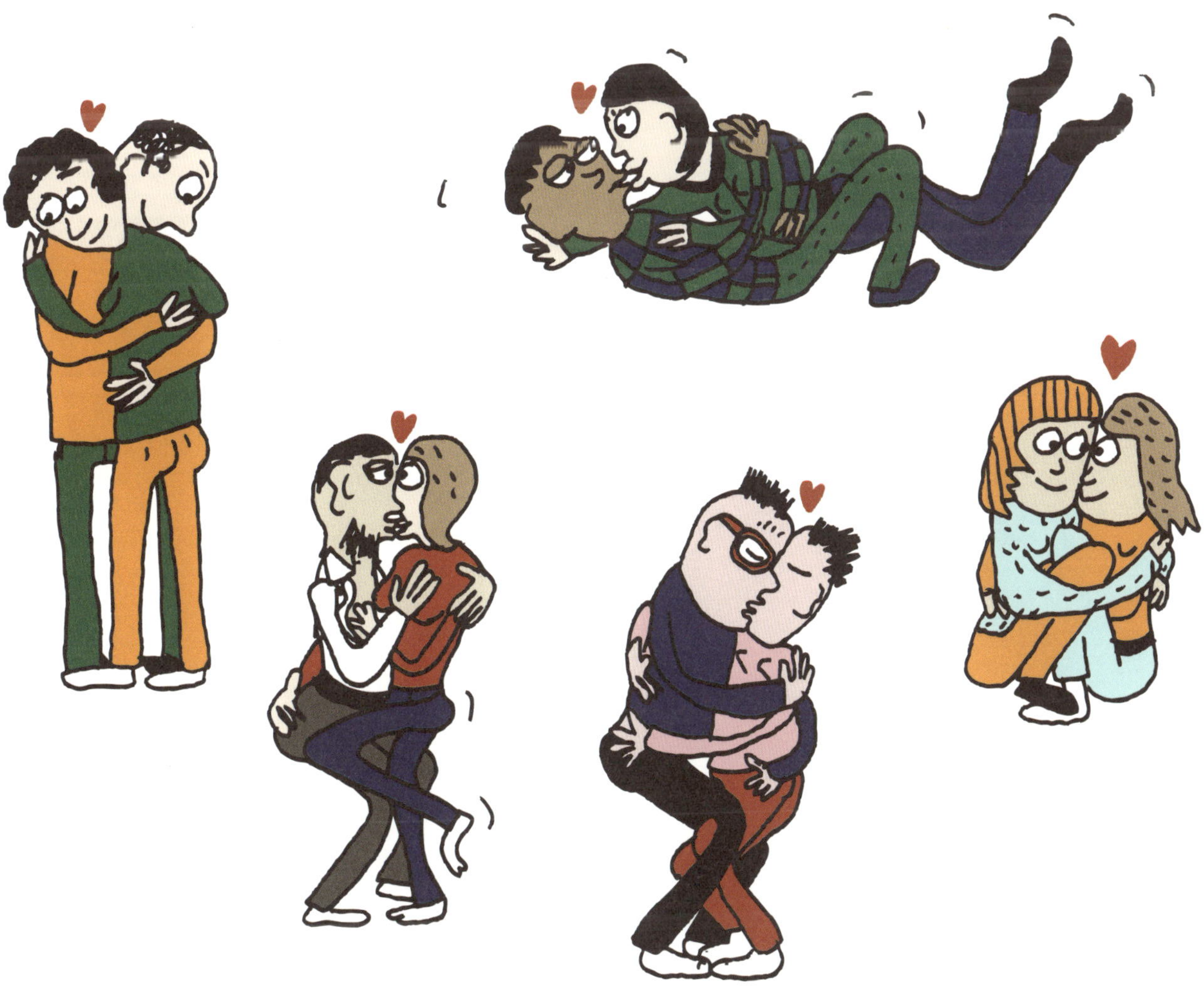

그러다 정말 좋아져서 결혼을 하고
서로 좀 더 가까워지고 싶어지면
옷을 입지 않고 서로 안아줍니다.

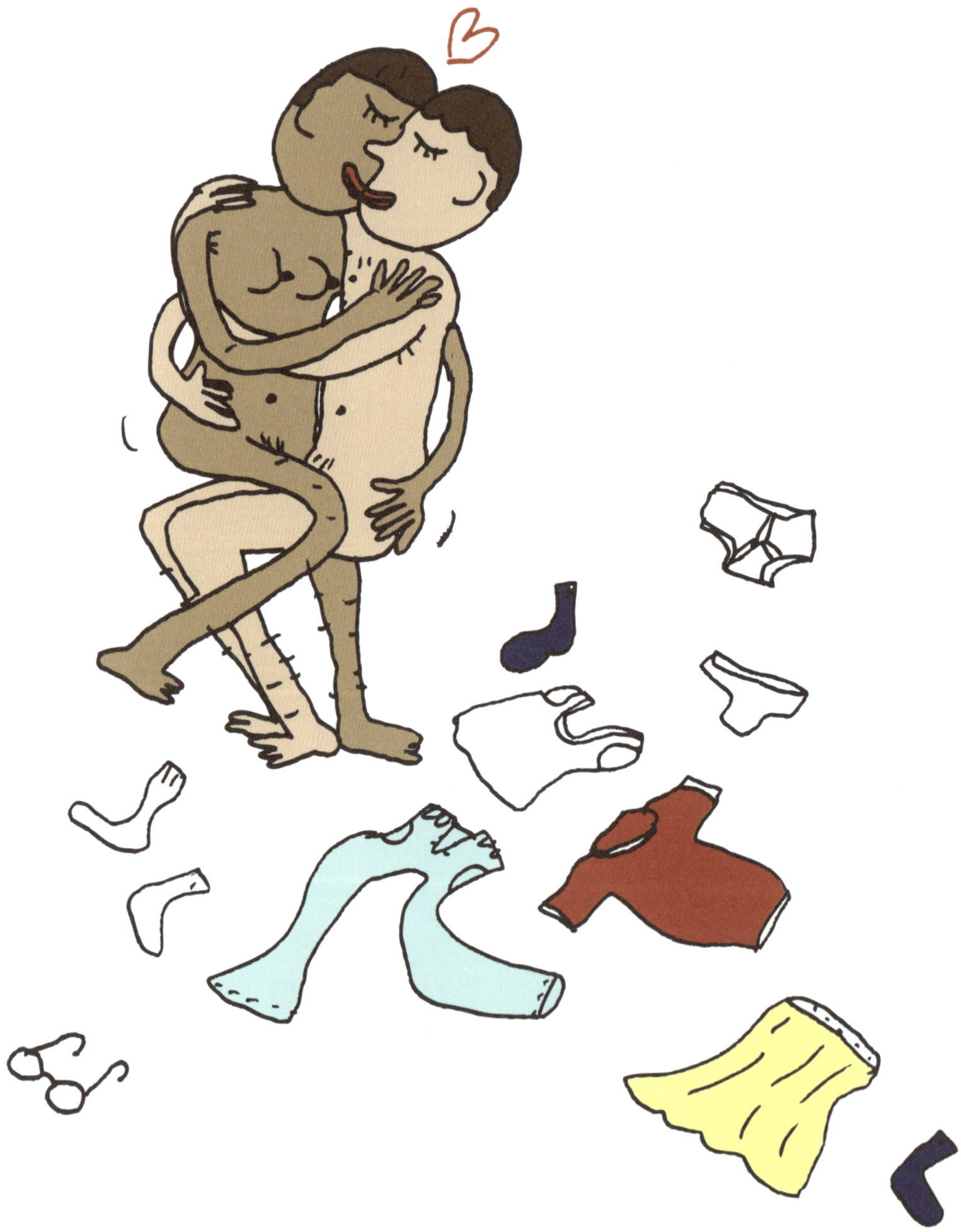

그래서 엄마 아빠가 되면
아빠가 아빠의 음경을 엄마의 질에 넣어요.
이것이 가능한 최대한 가까워진 상태에요.

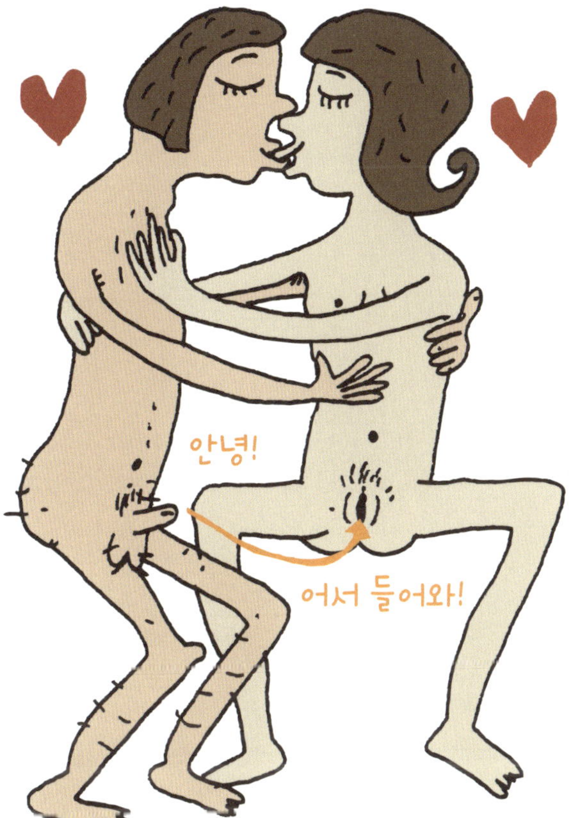

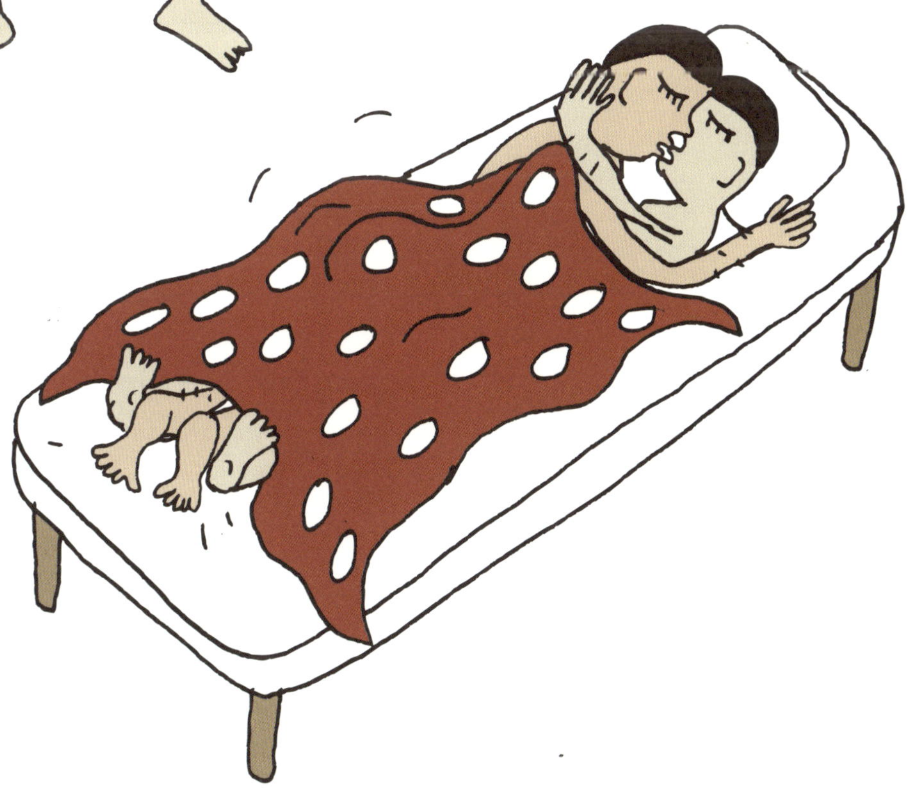

옷 없이 서로 안아주고 하는 것을 성관계라고 합니다.
성관계는 남자와 여자 사이에서 할 수 있어요. 성관계는 어른이 되면 하는 거예요.
왜냐하면 사랑하는 사이이고 서로 좋으니까요.

성관계는 '사랑을 나눈다'라고도 표현하고, '섹스를 한다'라고도 표현해요.
이 중에서 성관계를 하고 있는 사이는 누구일까요?

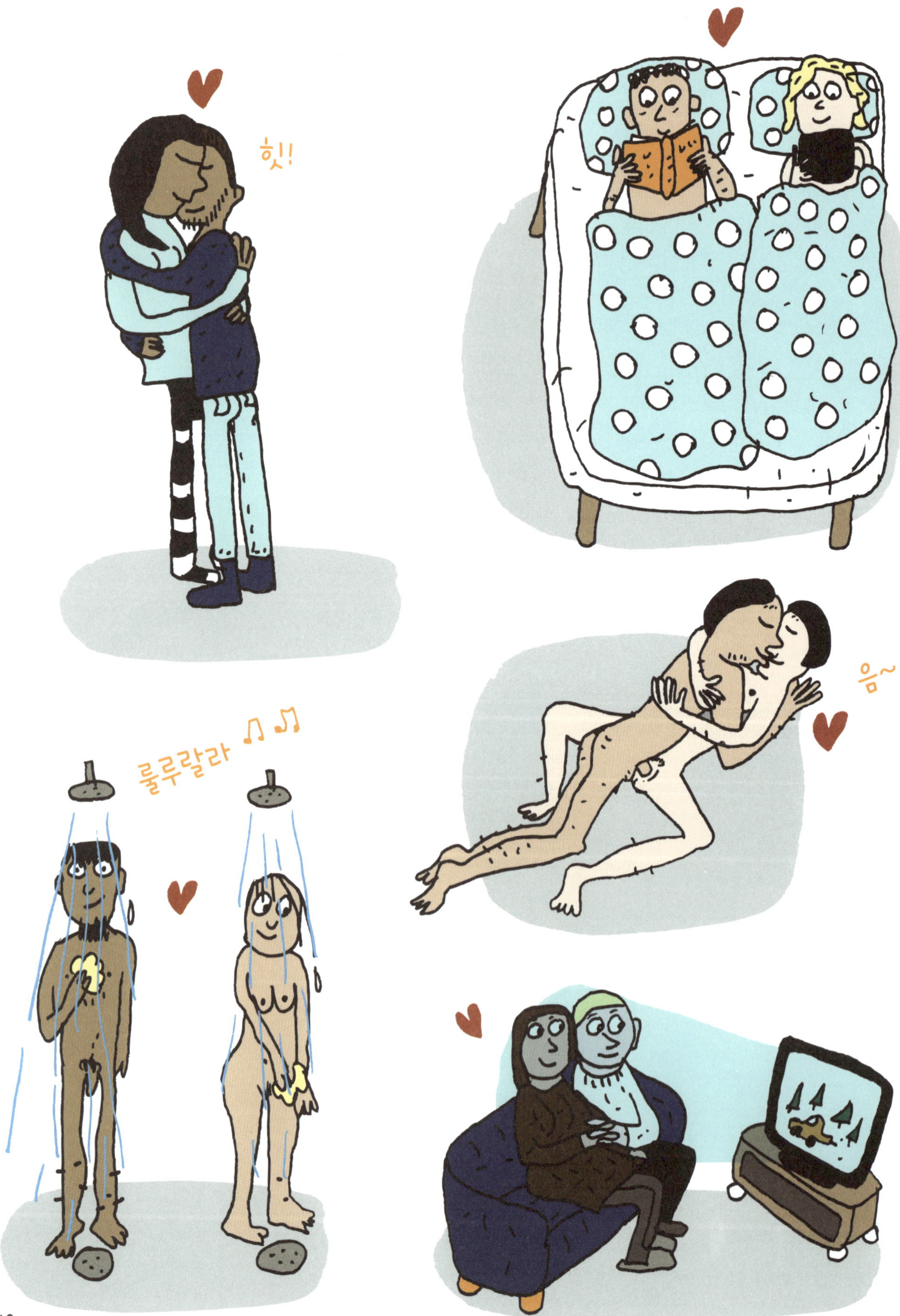

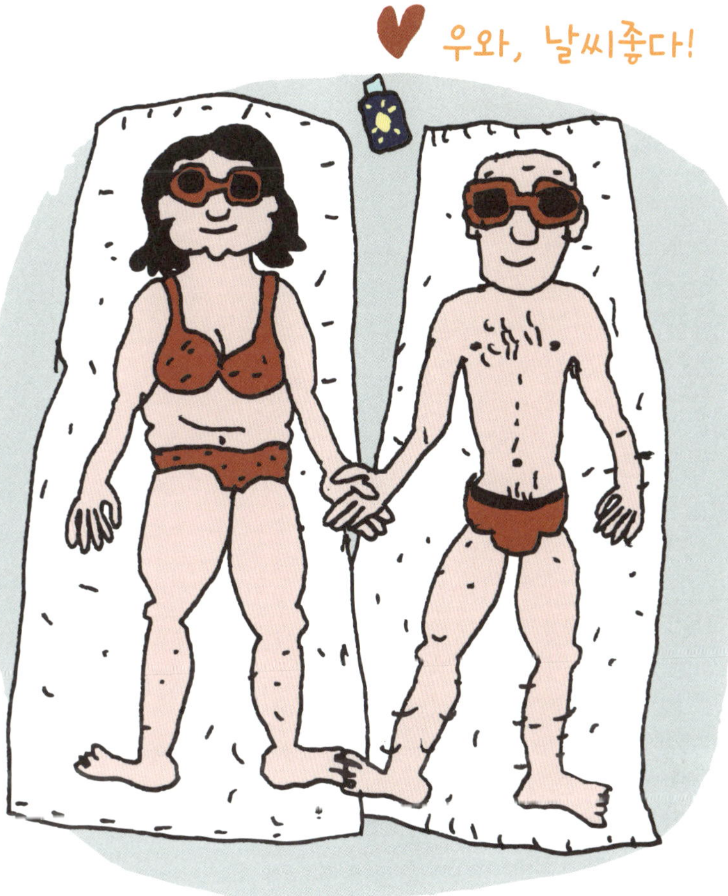
우와, 날씨좋다!

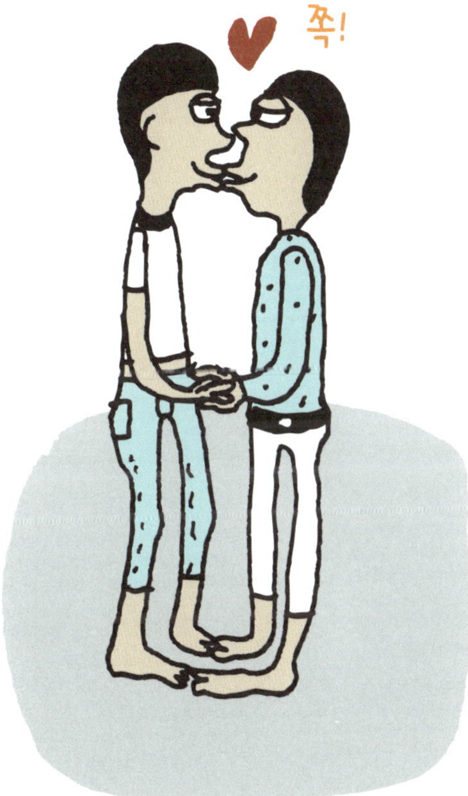
쪽!

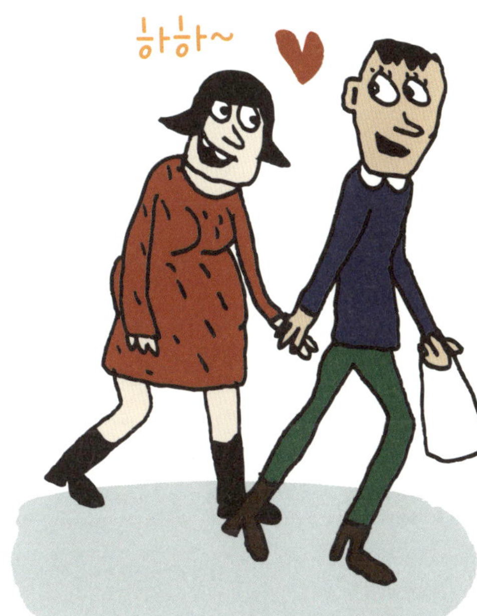
하하~

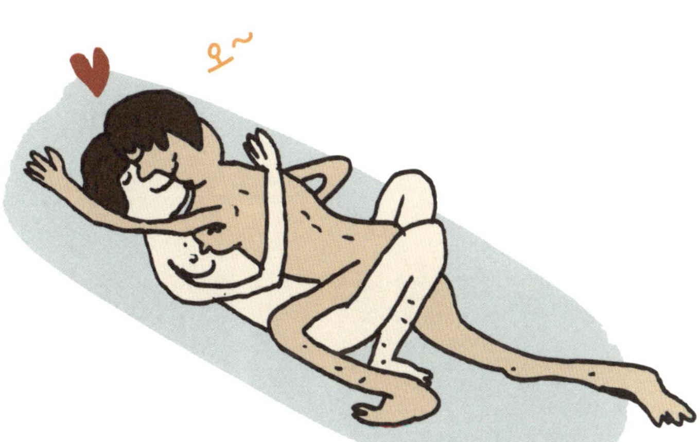
오~

아기를 만들기 위해선 두 가지가 필요해요!

정자 그리고 난자

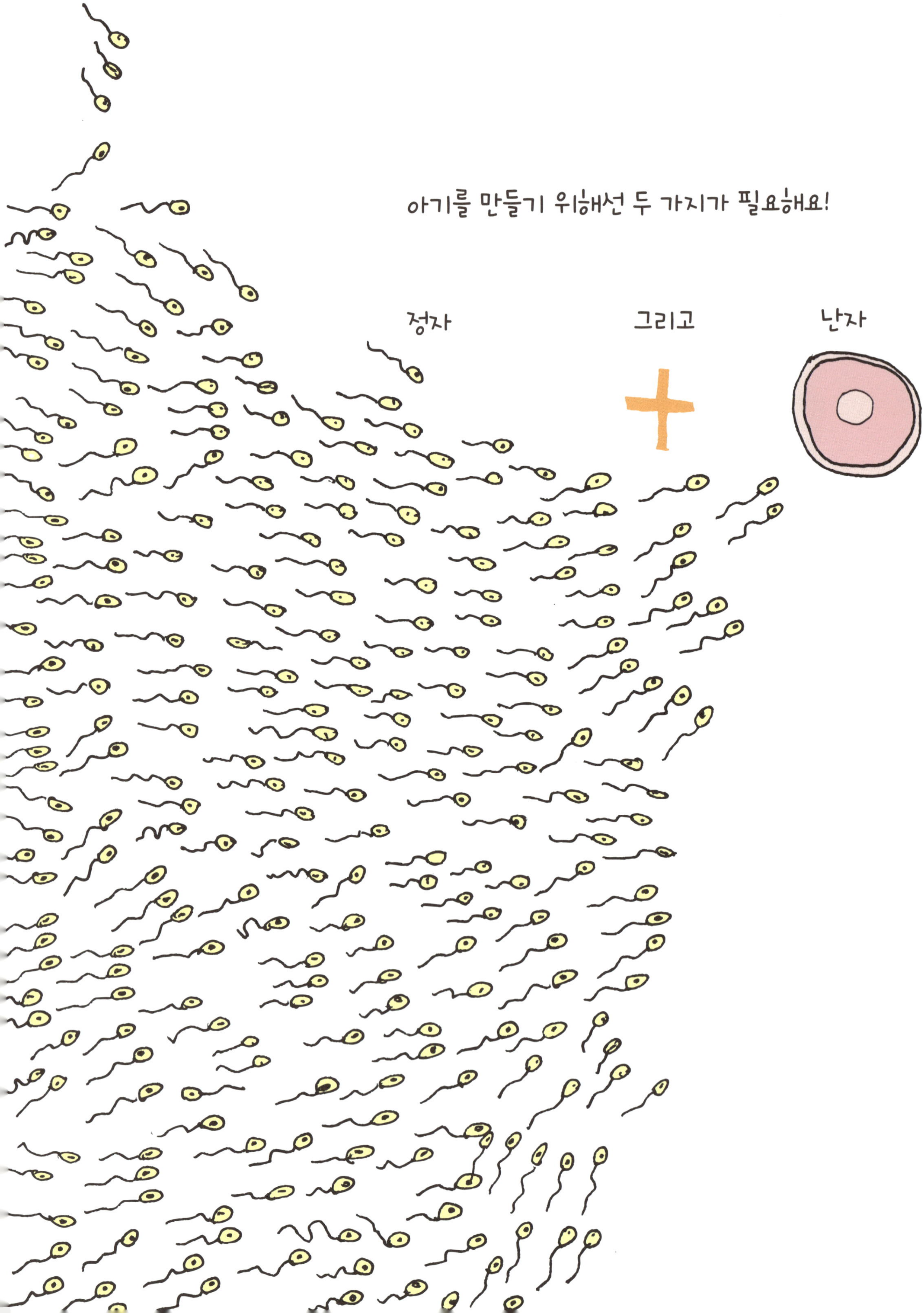

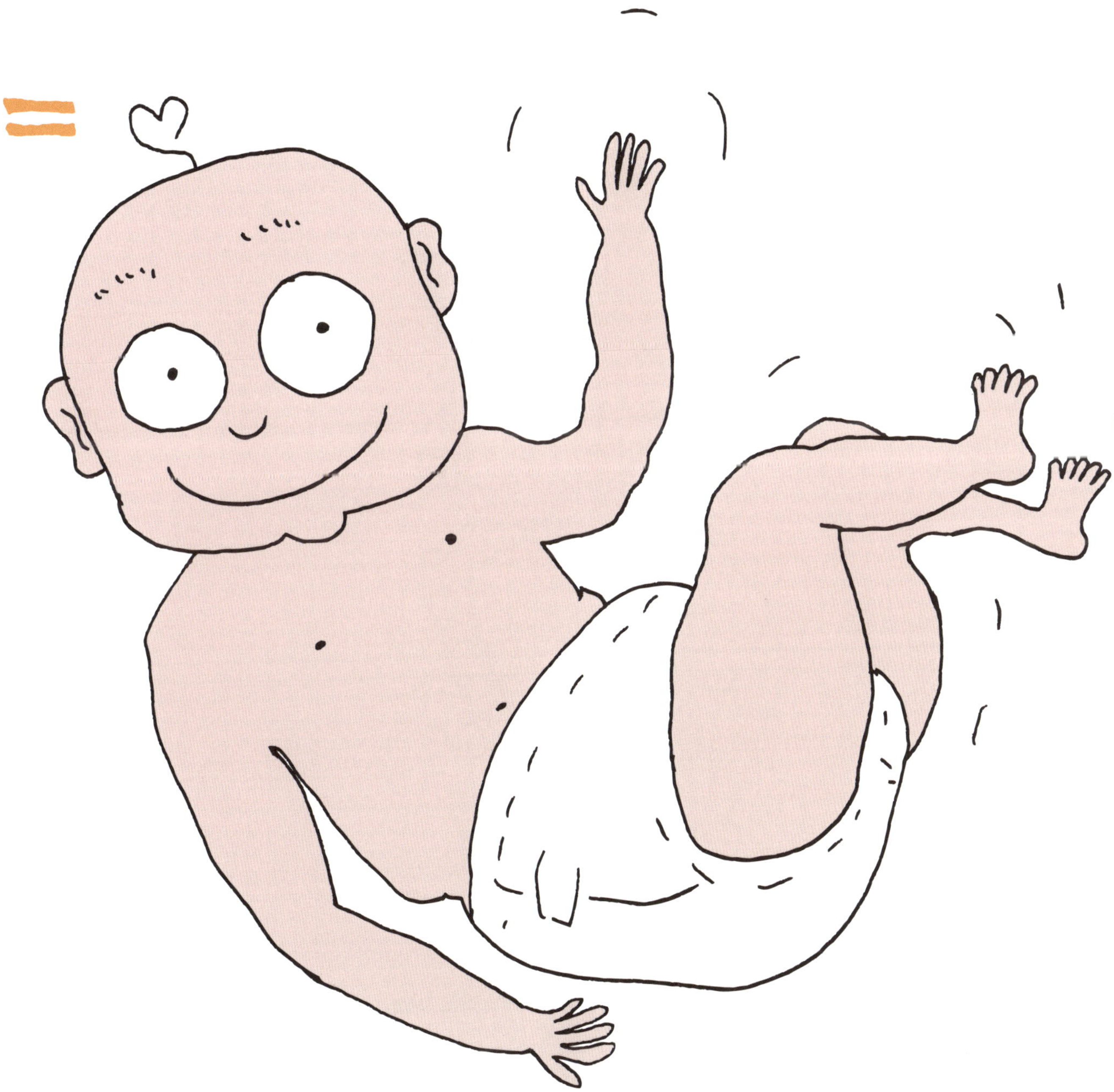

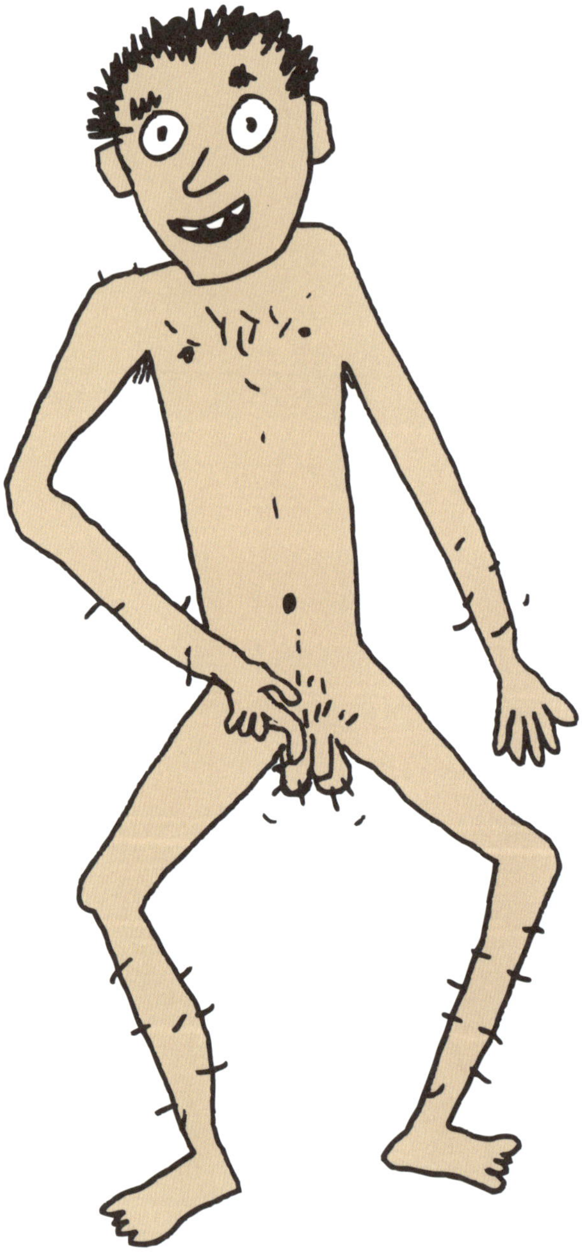

정자는 아빠의 음낭에서 만들어져요.

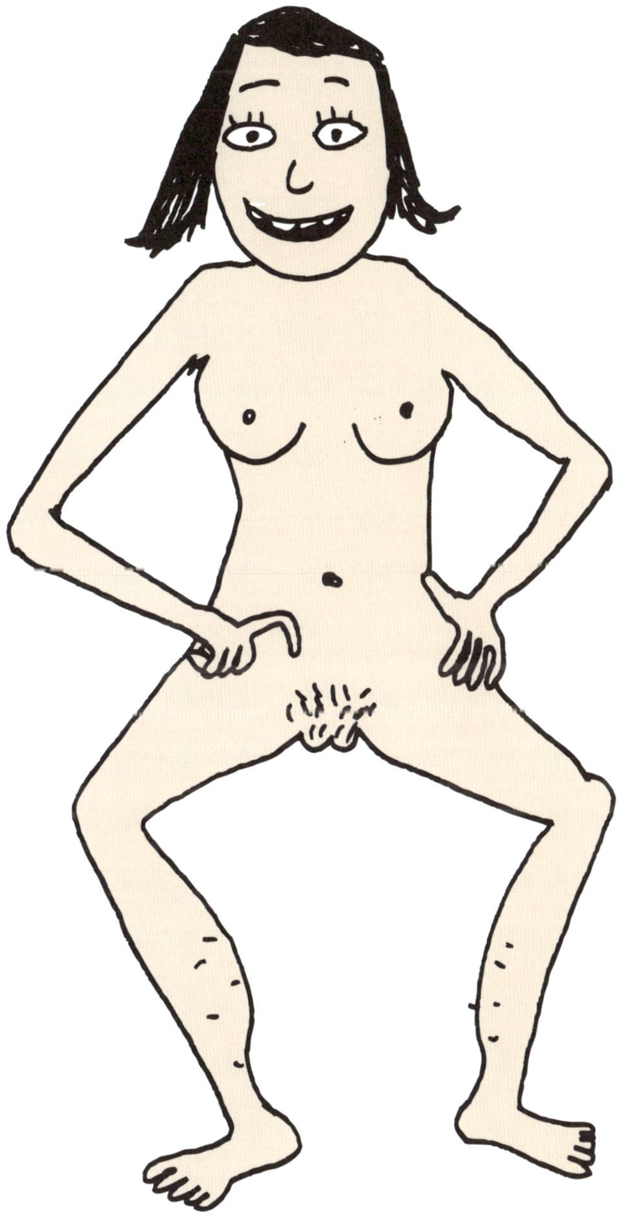

난자는 엄마의 난소 안에서 생겨요.

엄마랑 아빠가 성관계를 가지면, 음경이 질 안에 있을 때,
음경에서 수백만 마리의 정자가 엄마의 난소에서 나온 난자를 향해
헤엄쳐 갑니다. 서로 만나면 아기가 생길 수 있어요.

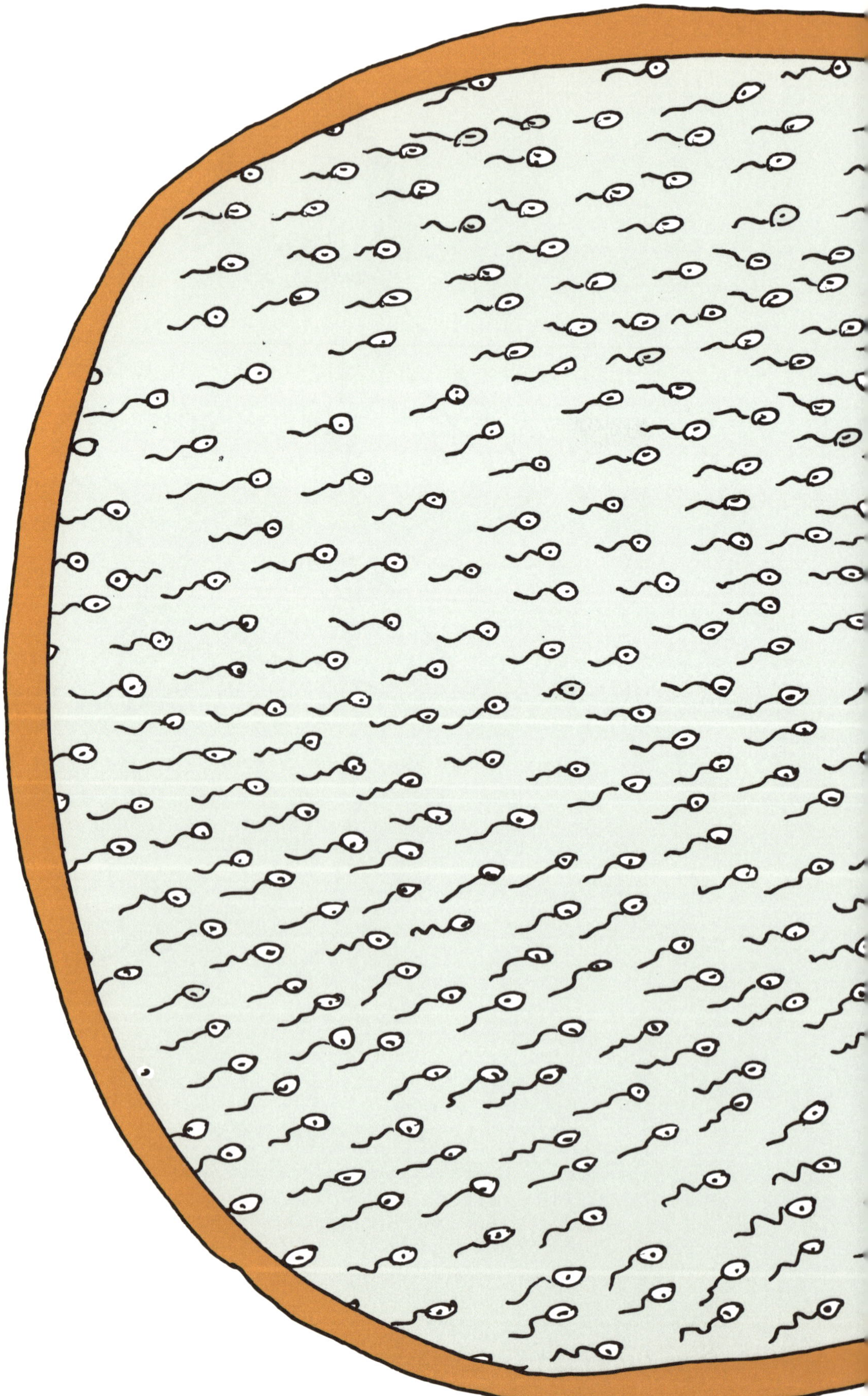

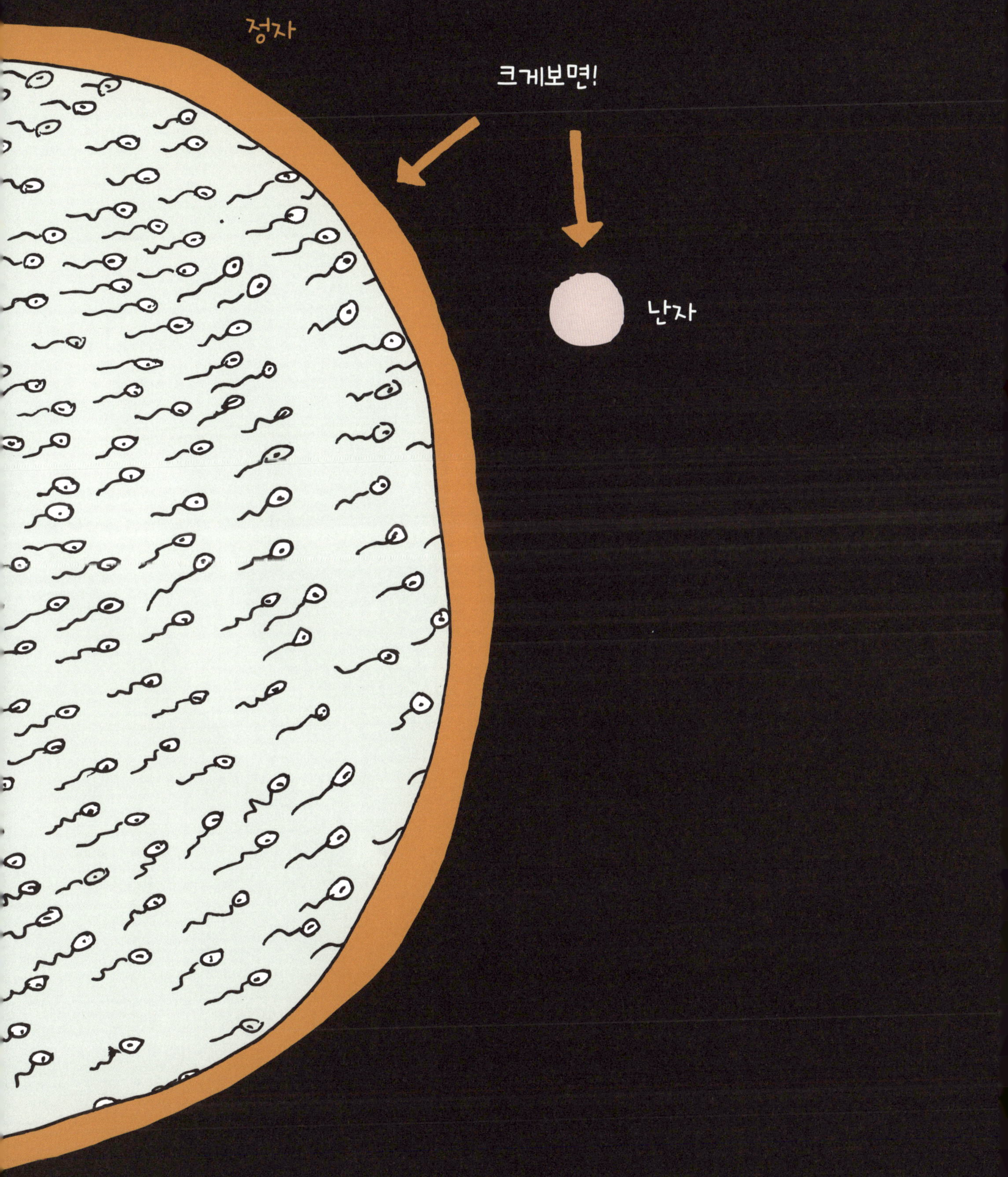
정자
크게보면!
난자

난자가 얼마나 작냐면, 가장 작은 점보다도 더 작고,
정자는 얼마나 작냐면, 우리 눈으로 볼 수도 없어요.

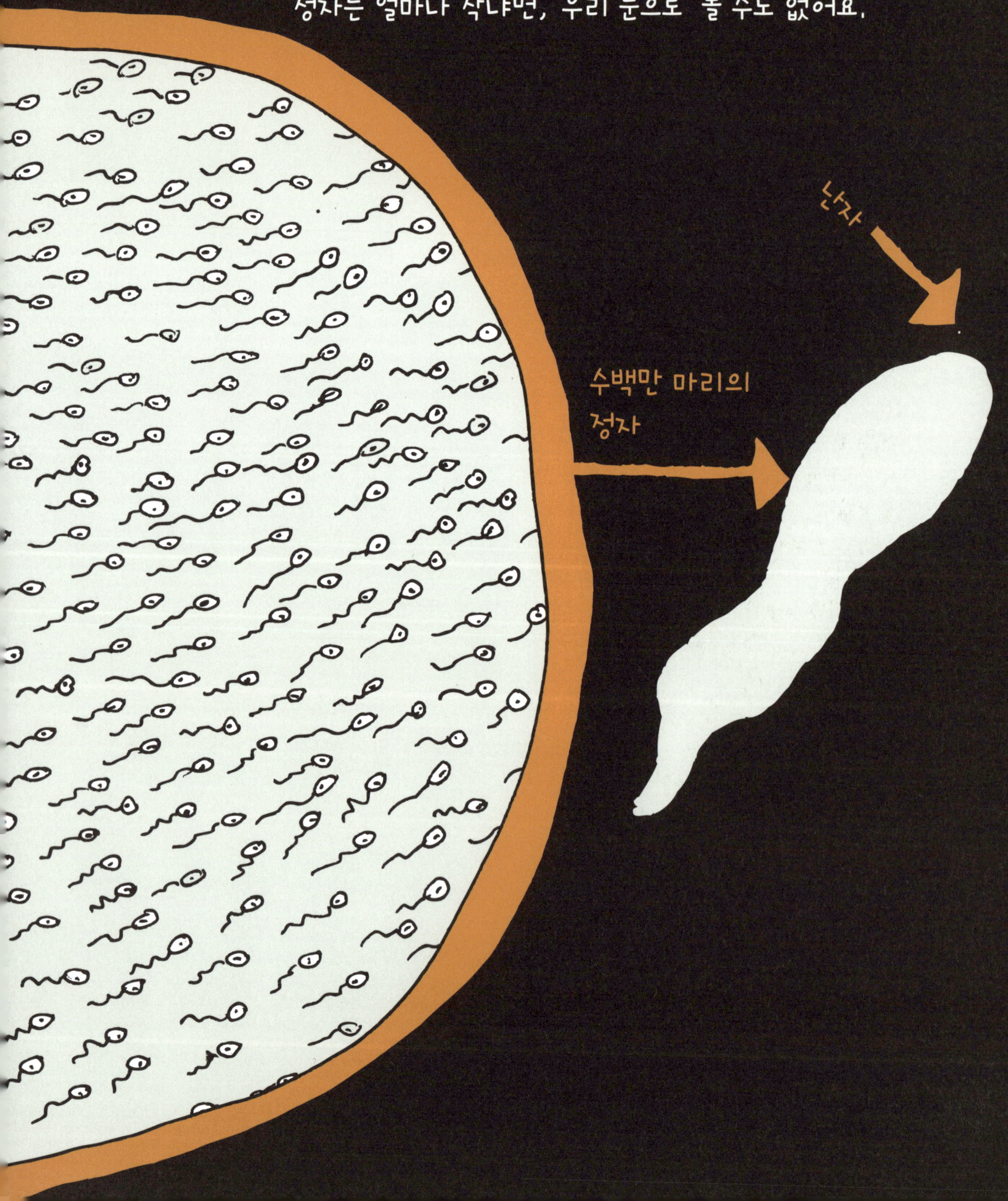

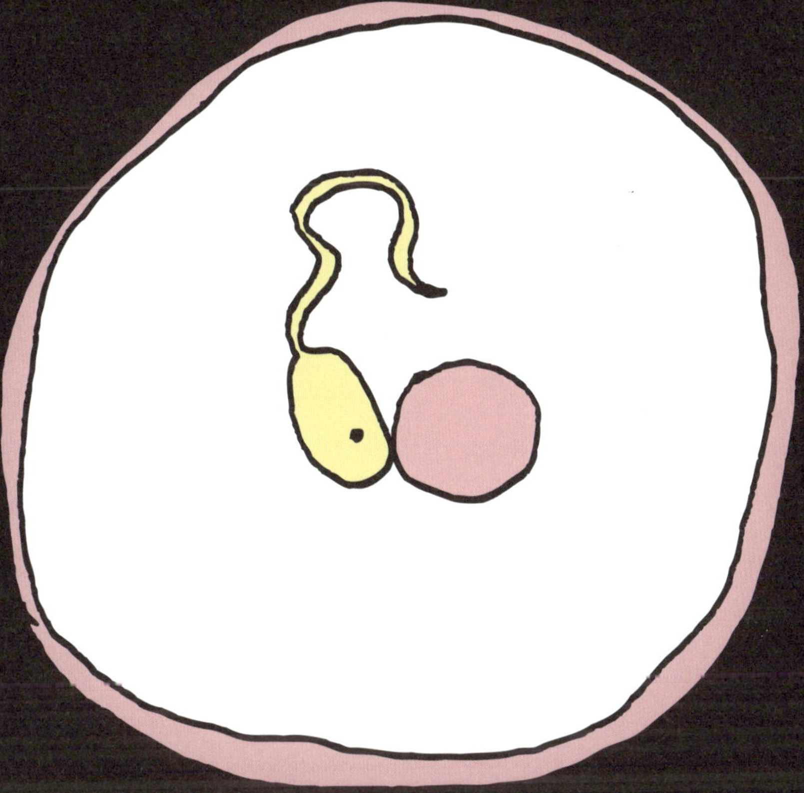

정자와 난자가 만나면,
난자는 수정되고 배아가 되어 아기가 될 수 있어요.

그렇다고 모든 부모님들이 성관계를 통해
아기를 가질 수 있는 건 아니에요.

나는 정자가 부족해요.

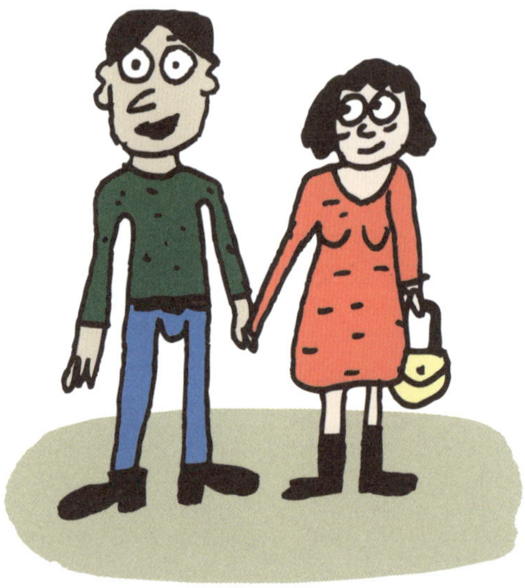

나는 정자가 없어요.

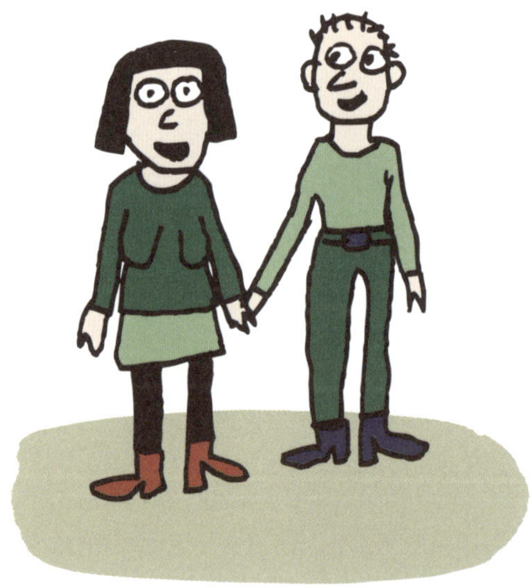

난자가 수정이
안되네요.

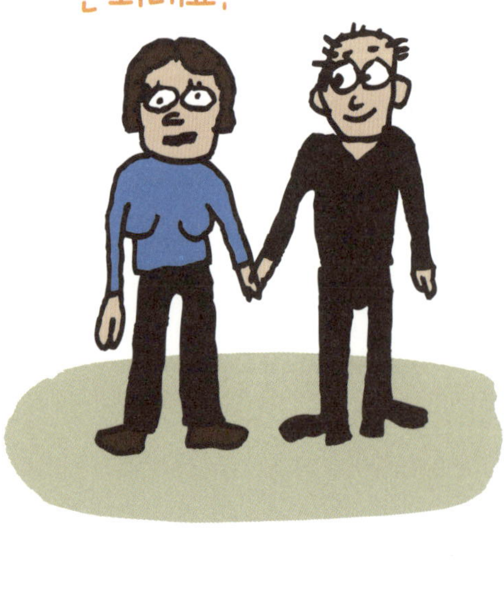

이러한 상황이 생길 때, 난자와 정자가 주사기로 주입해서 혹은 시험관에서 서로 결합하게 만들 수 있어요.

주사기를 통해 정자가 난자를 만나서 자궁으로 갈 수 있게 도와줘요.

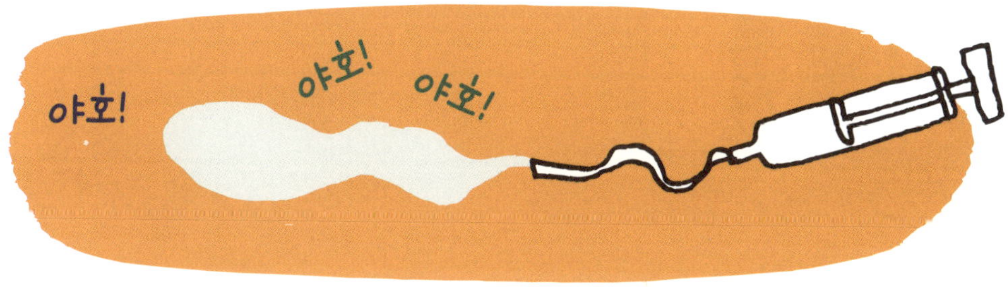

혹은 시험관을 통해서 하게 될 때는 난자를 엄마의 몸에서 채취해서 실험 접시에서 정자를 만나게 하고 수정에 성공하면 다시 엄마의 자궁에 넣습니다.

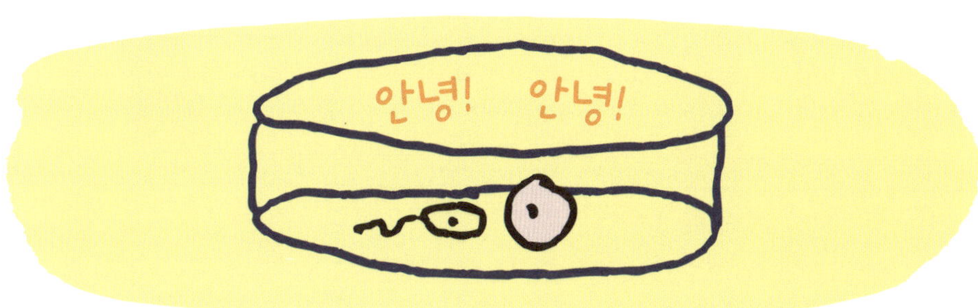

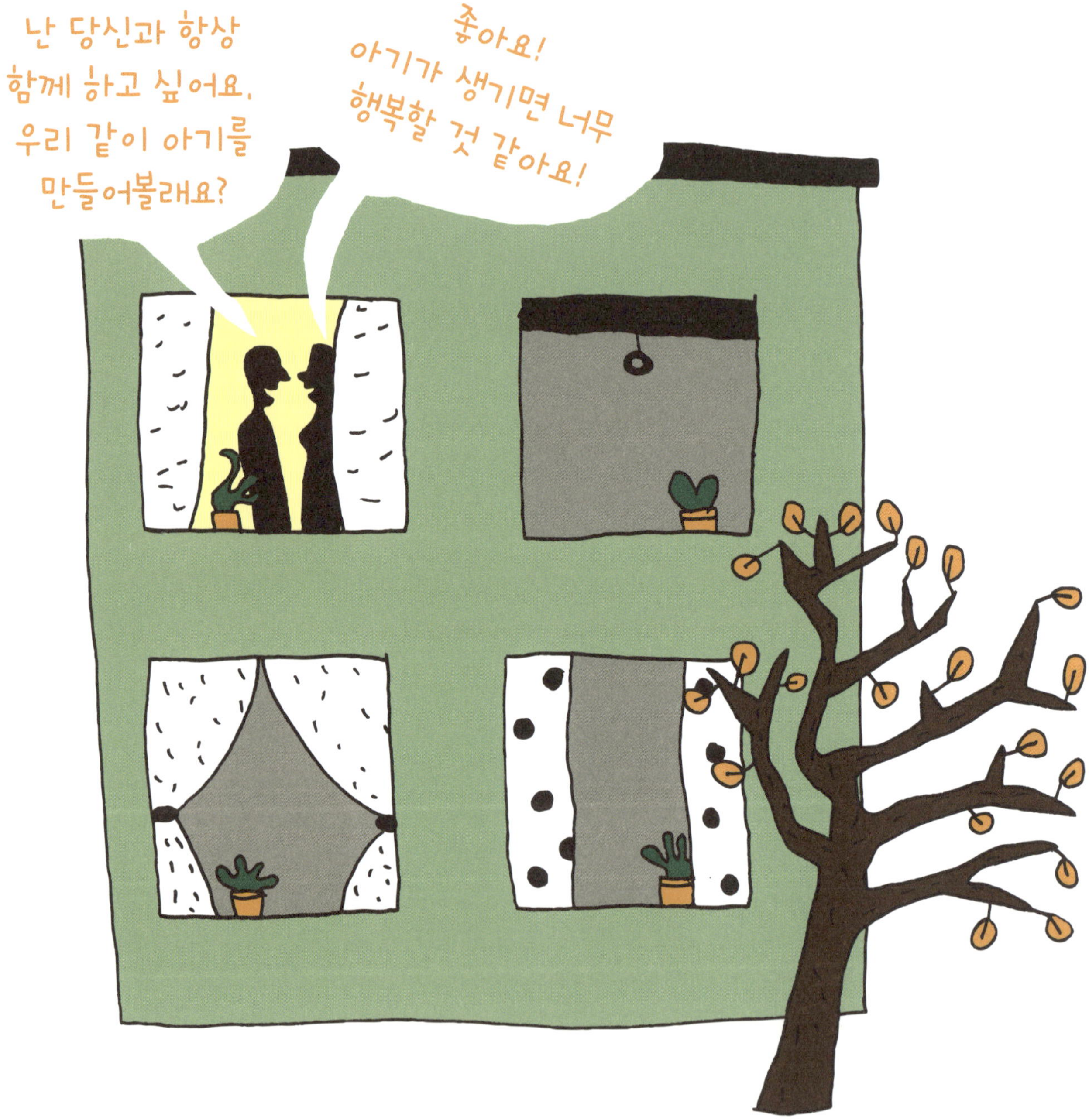
난 당신과 항상
함께 하고 싶어요.
우리 같이 아기를
만들어볼래요?
좋아요!
아기가 생기면 너무
행복할 것 같아요!

아기를 만드는 가장 일반적인 방법은
성관계를 통해서예요.

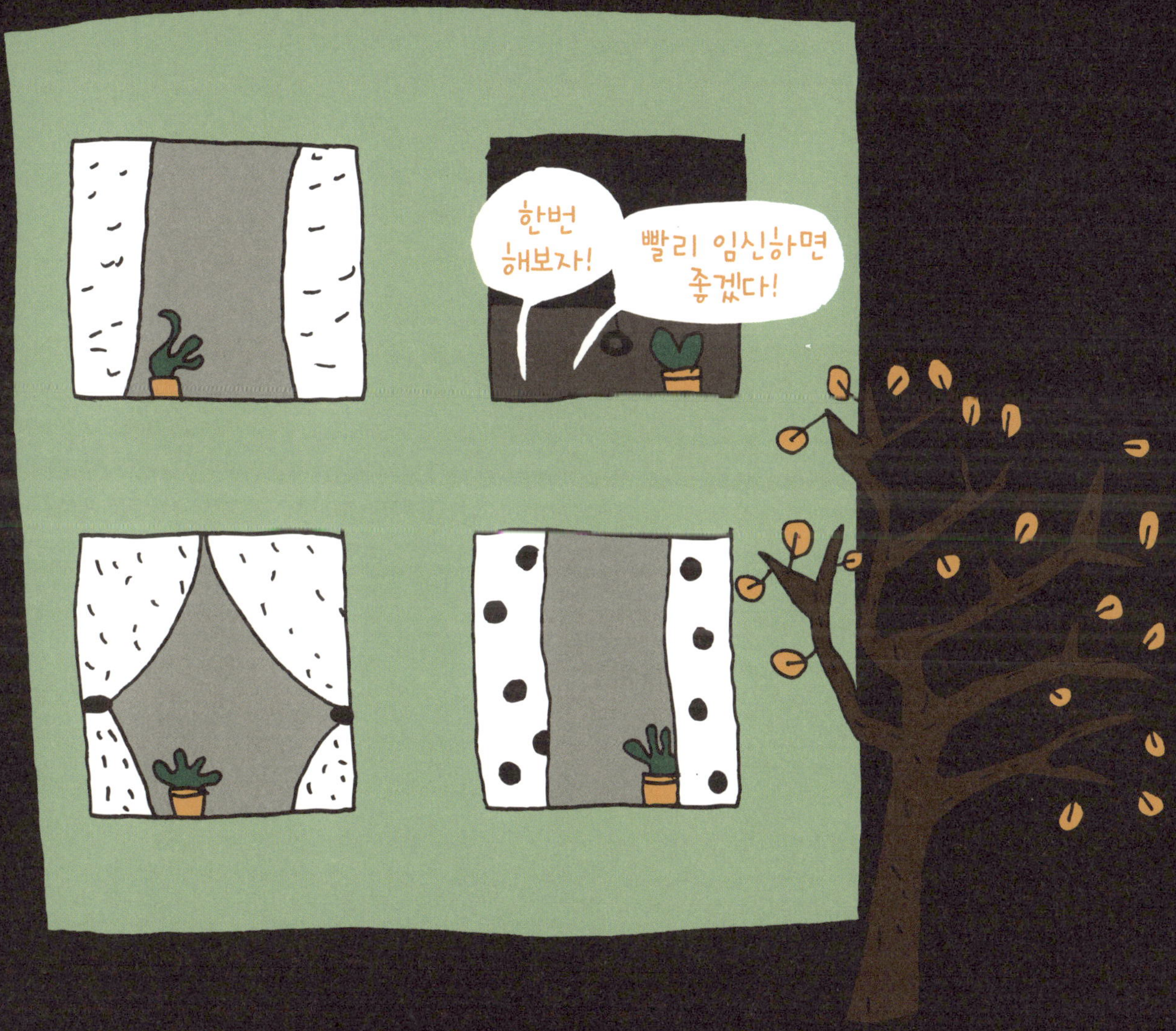

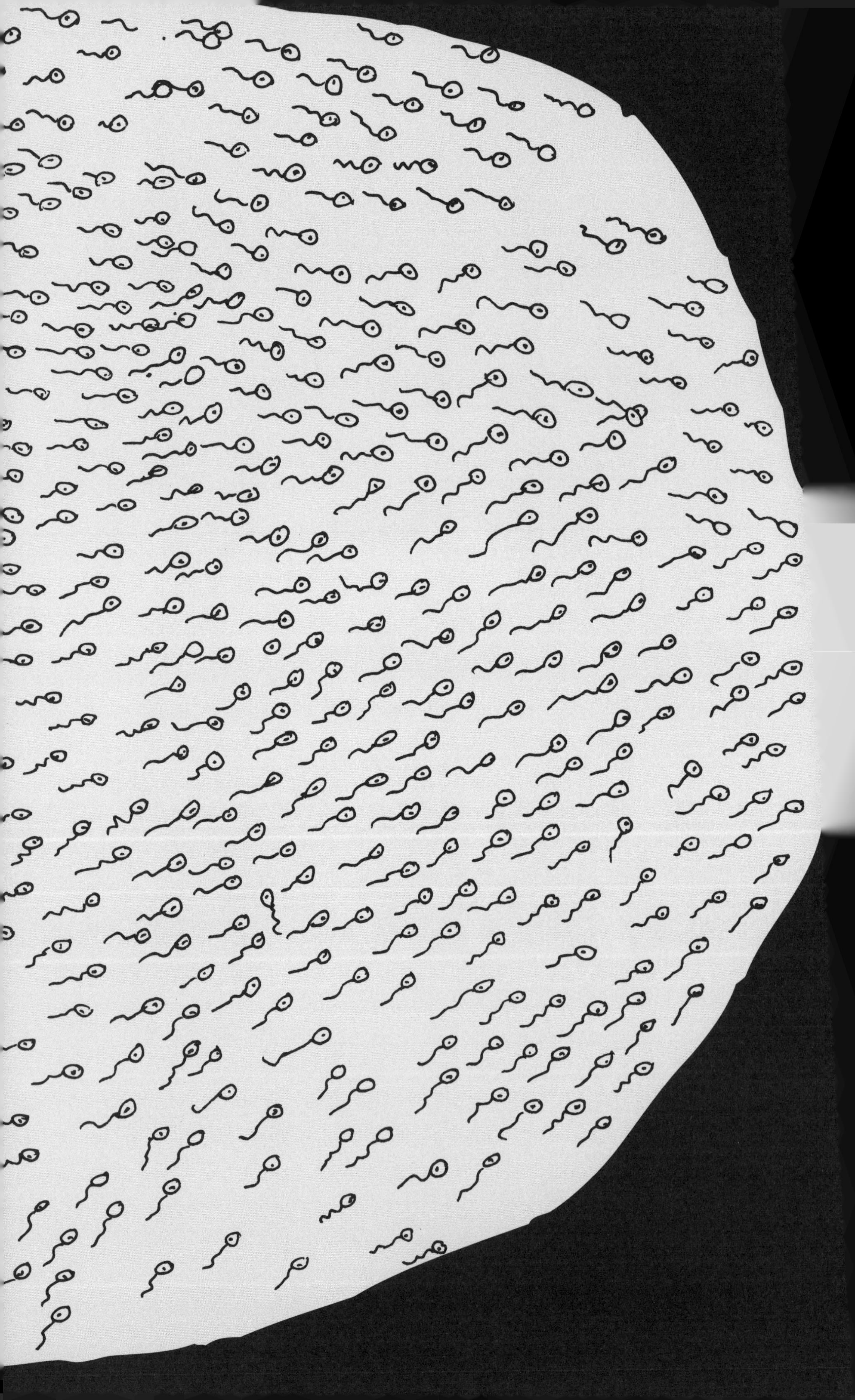

정자는 지금 난자를 향해 가는 중입니다. 목숨 걸고 헤엄쳐!!!!

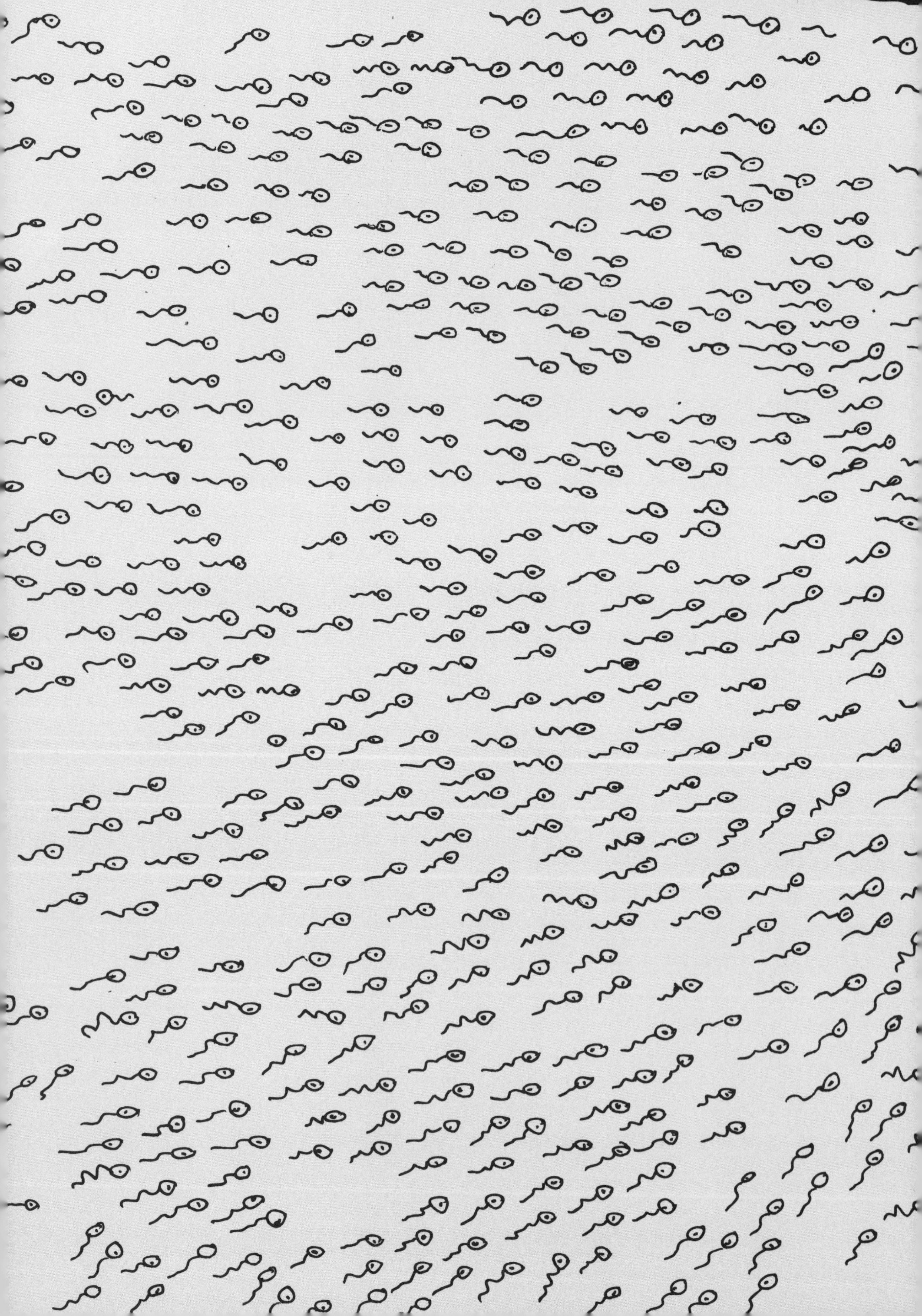

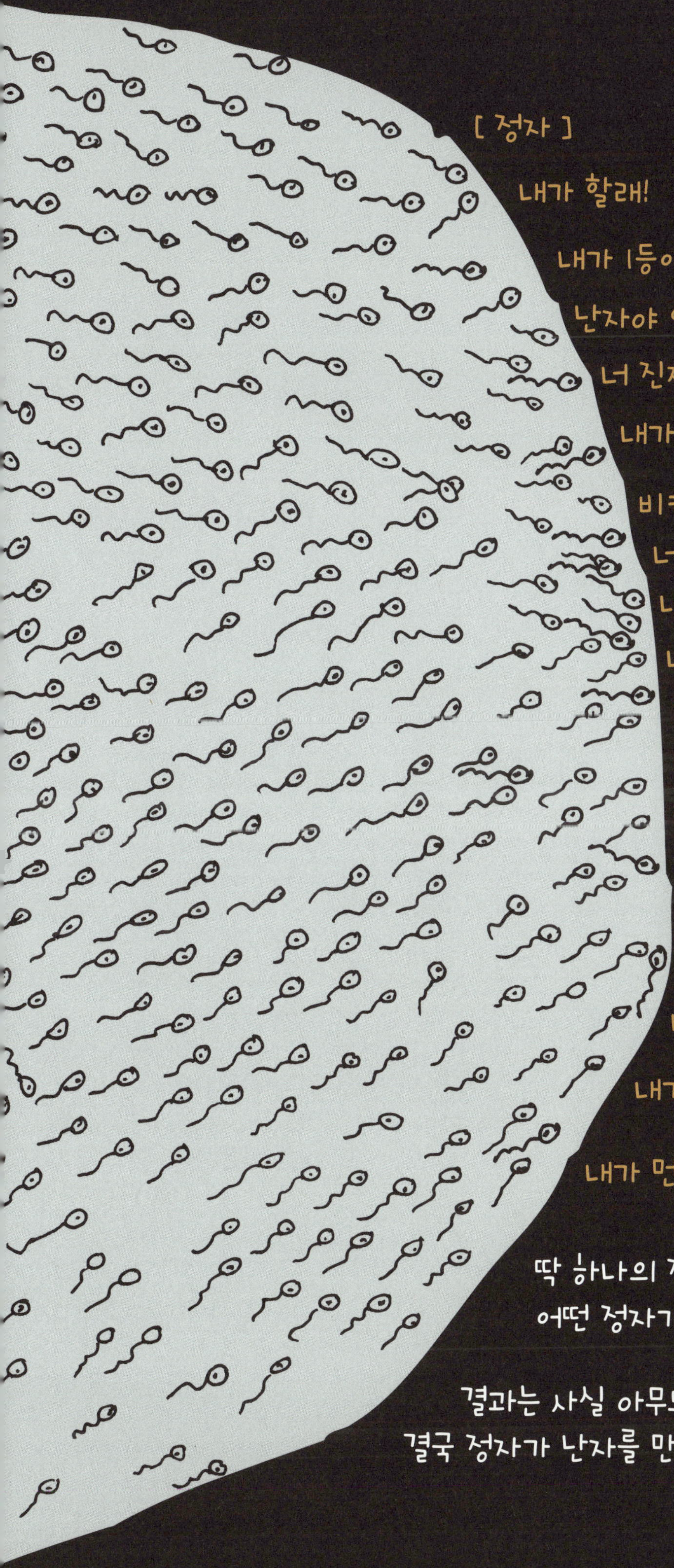

[정자]

내가 할래!

내가 1등이야!

난자야 안녕.

너 진짜 예쁘다.

내가 먼저 왔어!

비켜!

너 참 예쁘다.

내가 갈께!

내가 가장 빨라!

안녕!

내가 먼저야!

내가 할래!

내가 먼저라니까!

비켜!

너 참 예쁘다.

내가 갈께!

내가 먼저라니까!

[난자]

어서와.

딱 하나의 정자만 난자를 만날 수 있어요.
어떤 정자가 될까요?

결과는 사실 아무도 몰라요.
결국 정자가 난자를 만나게 될까요??

난자를 향한 기나긴 여정을
완수하는 정자는 많지 않아요.

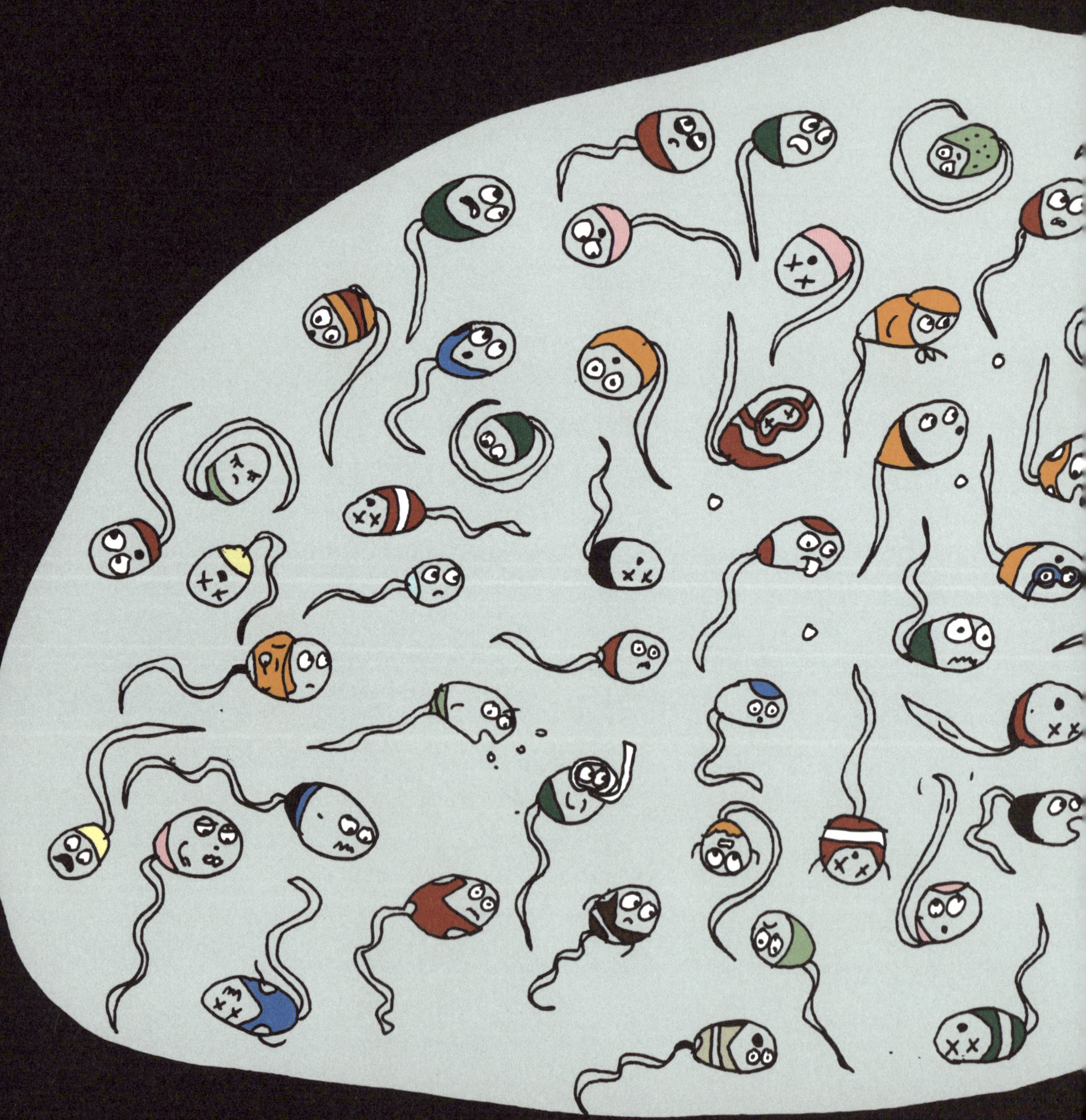

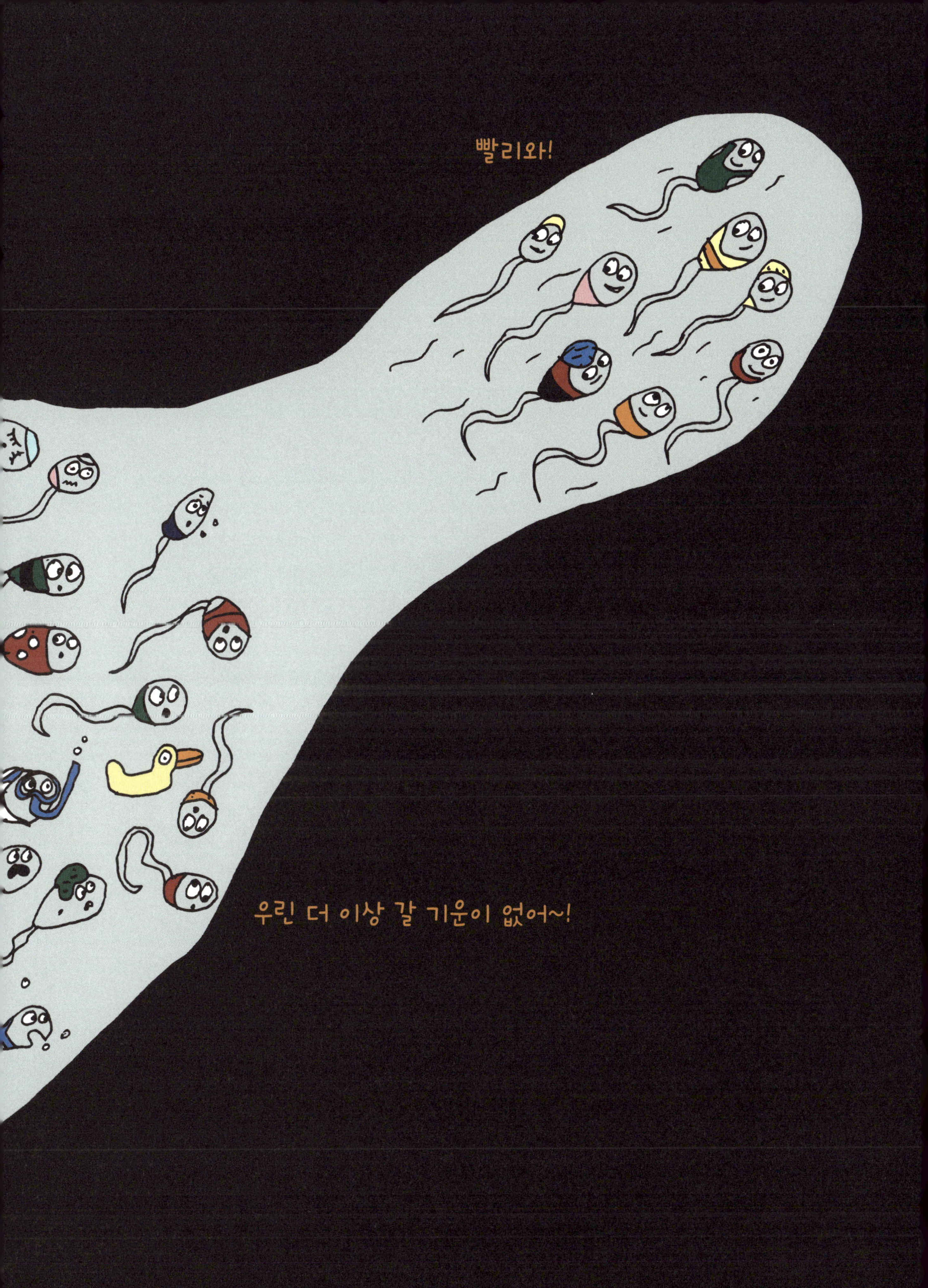
빨리와!
우린 더 이상 갈 기운이 없어~!

어떤 부모님은 바로 아기를 만드는데 성공하지만,
처음부터 바로 아기가 생기는 경우는 드물어요.
어떤 부모님들은 아기가 생길 때까지 굉장히 오래 걸리기도 해요.

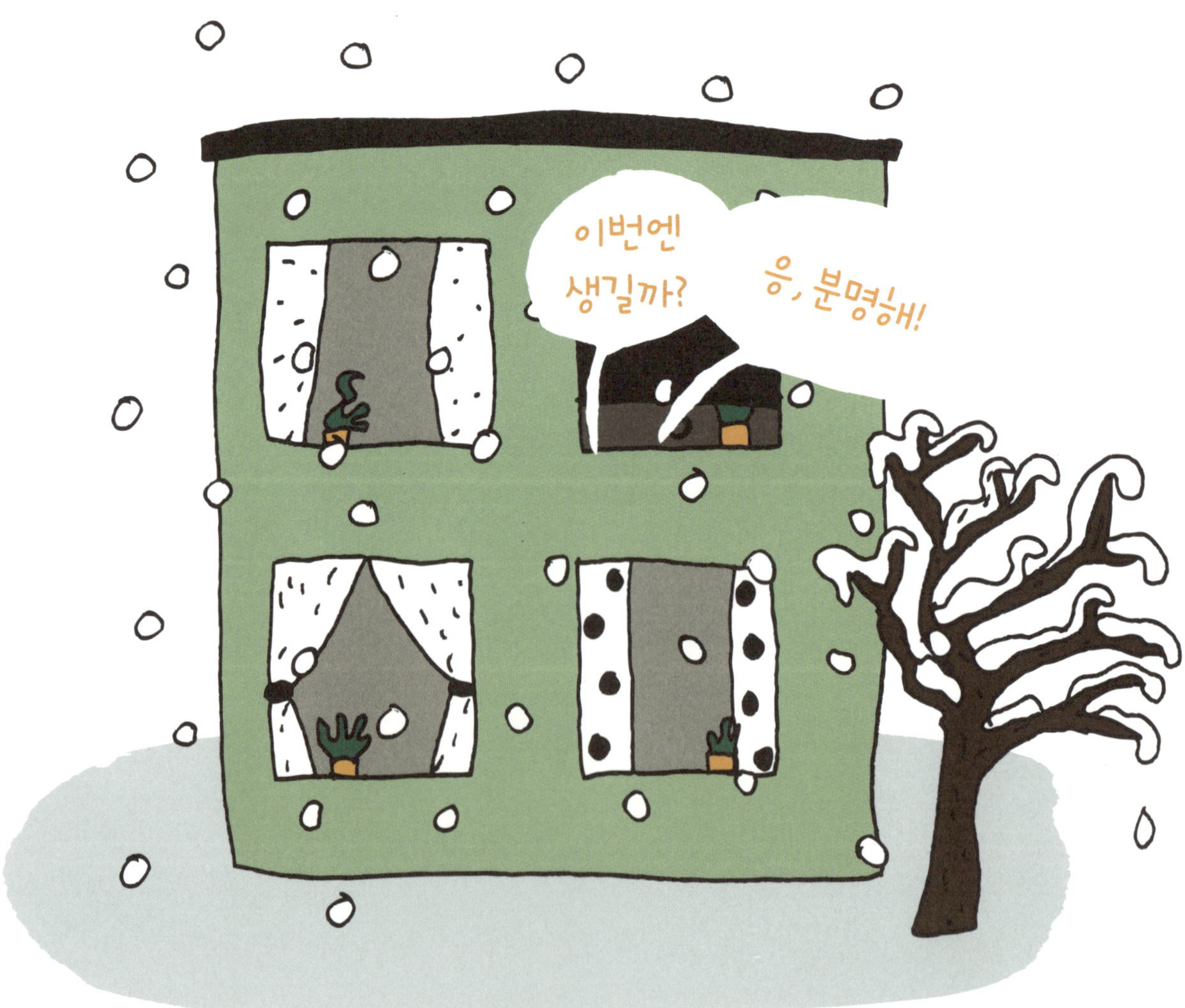

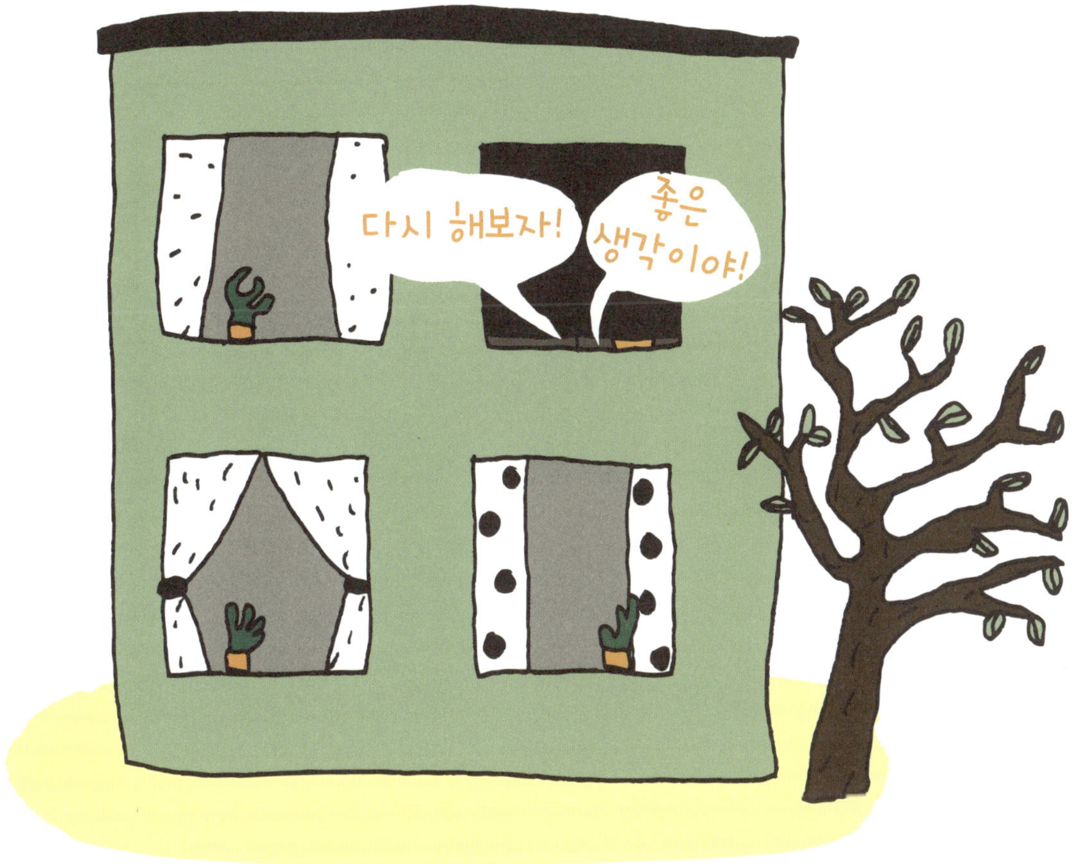
다시 해보자!
좋은 생각이야!

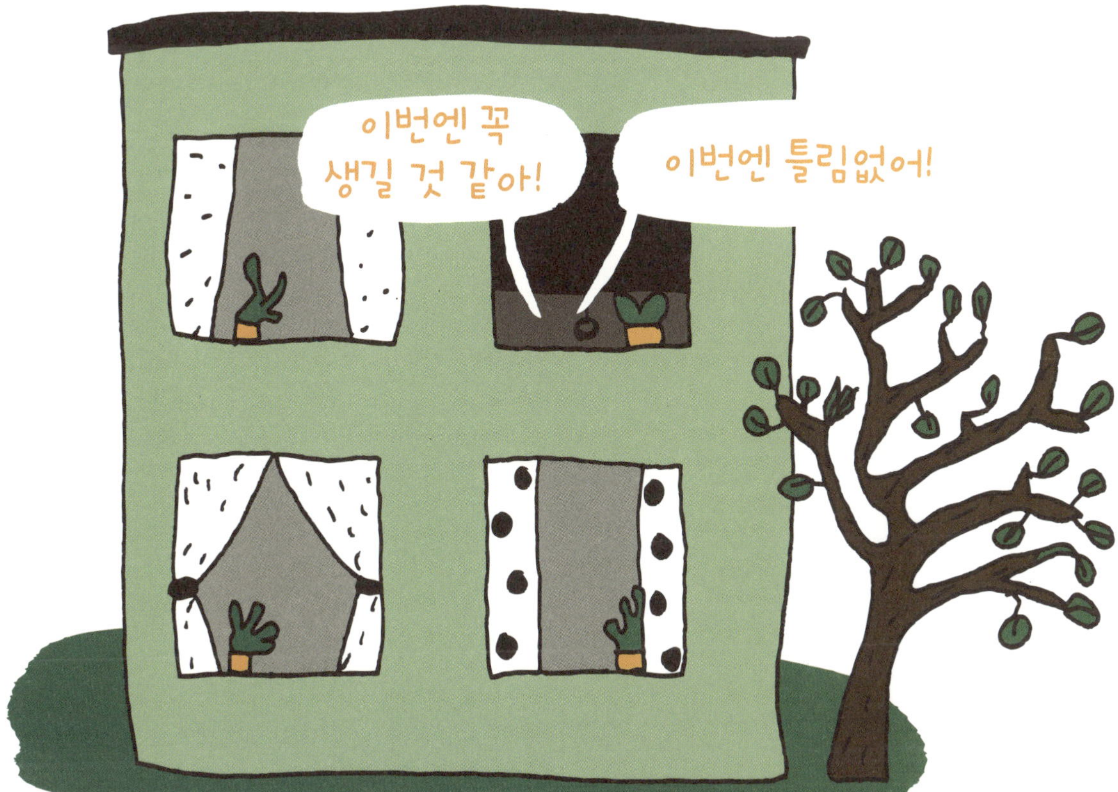
이번엔 꼭 생길 것 같아!
이번엔 틀림없어!

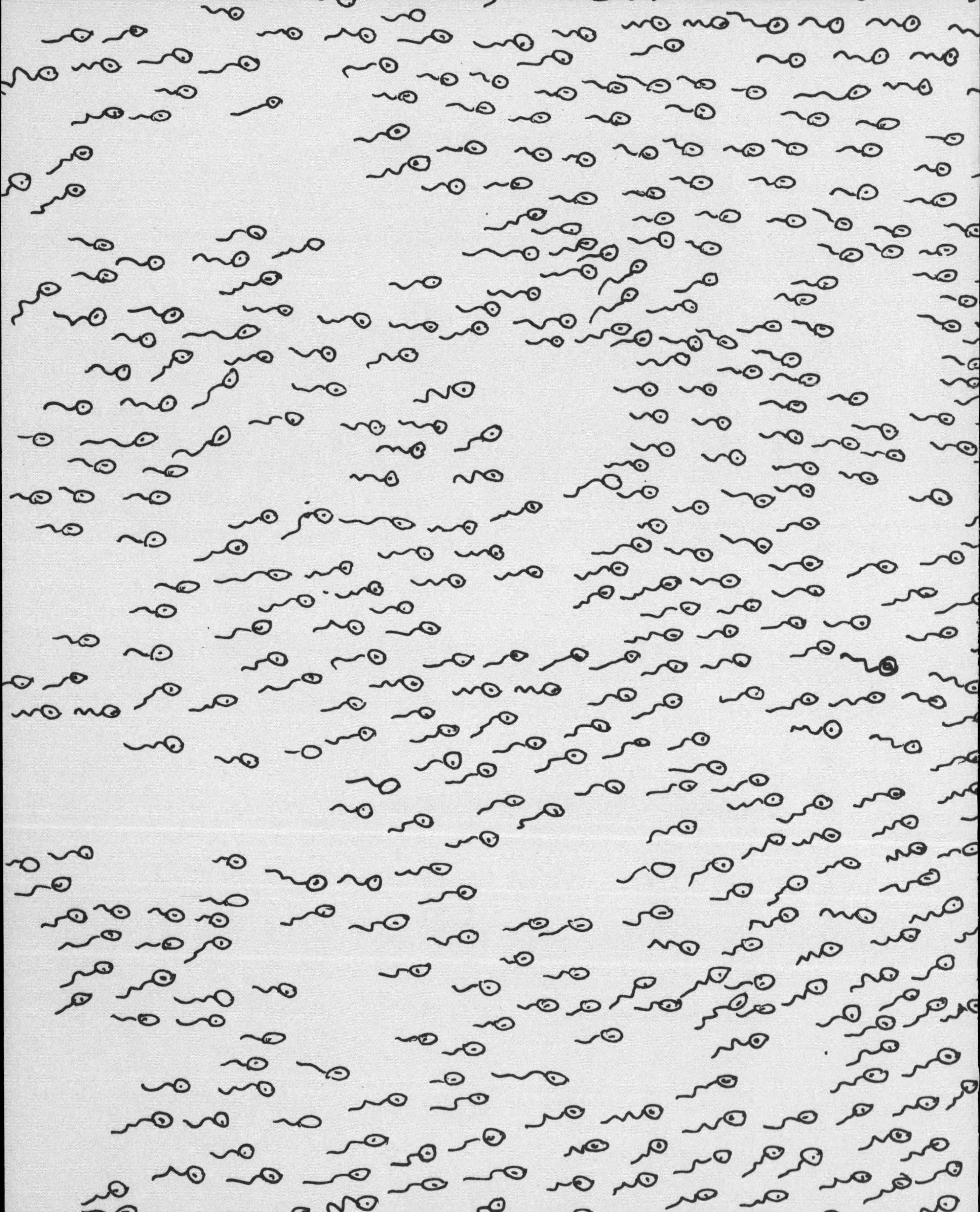

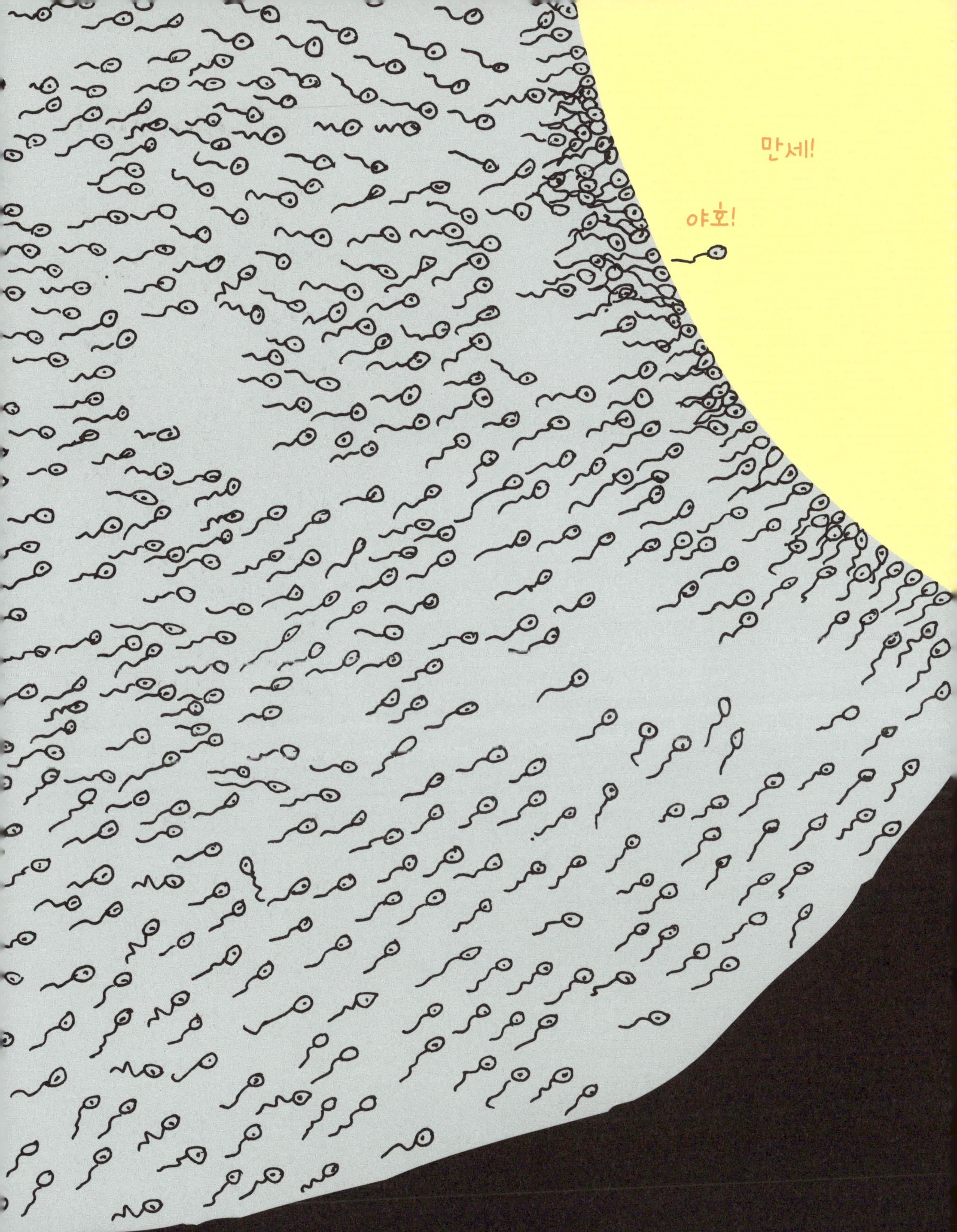

됐어요! 난자가 수정됐어요!
정자와 난자가 만났다는 것 자체가 사실 기적이에요.
우린 모두 기적이네요!

정자가 일단 난자 속으로 들어가면 다른 정자가
더 이상 들어오지 못하게 막을 형성해요.

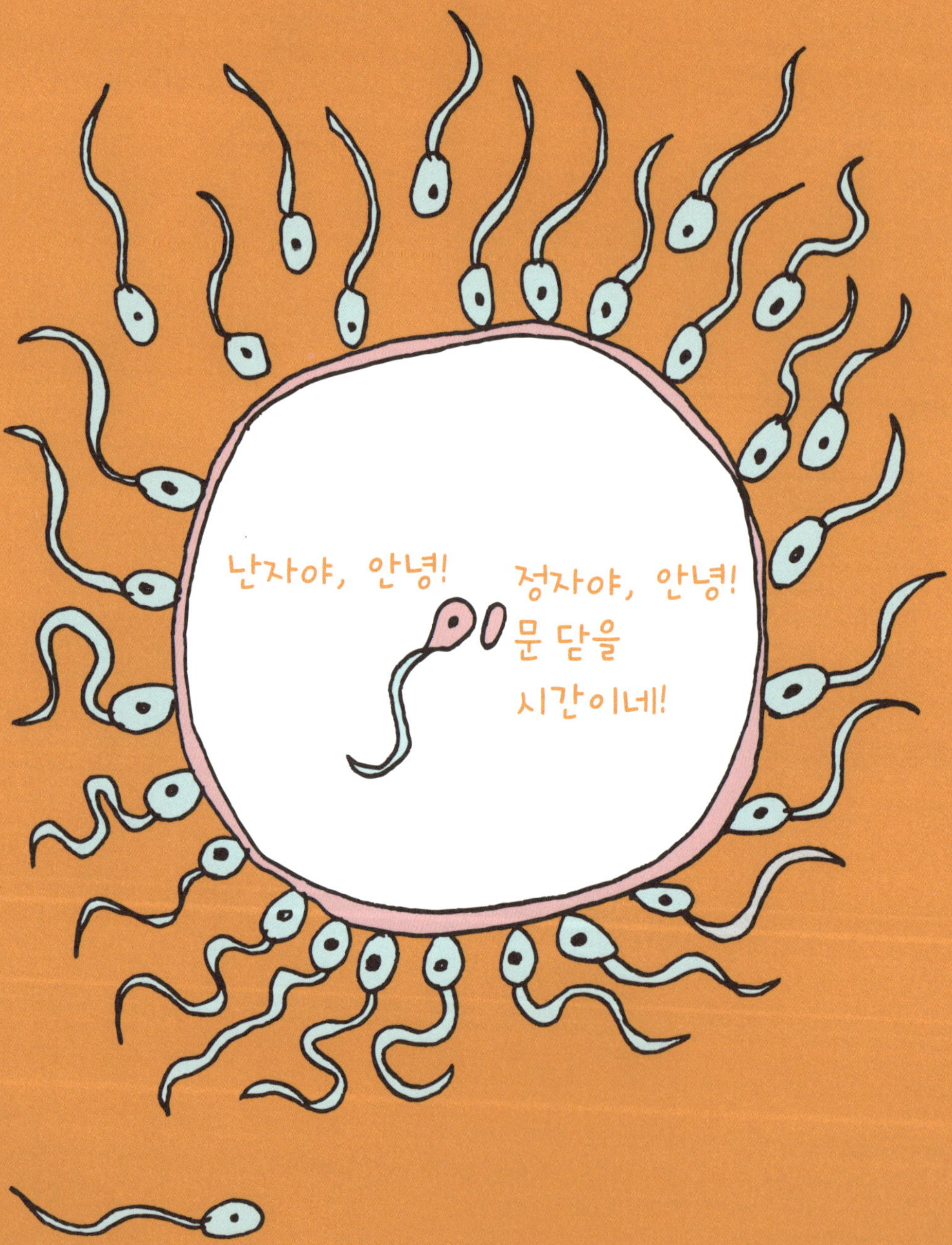

정자는 아기가 남자일지 여자일지 벌써 알고 있어요!

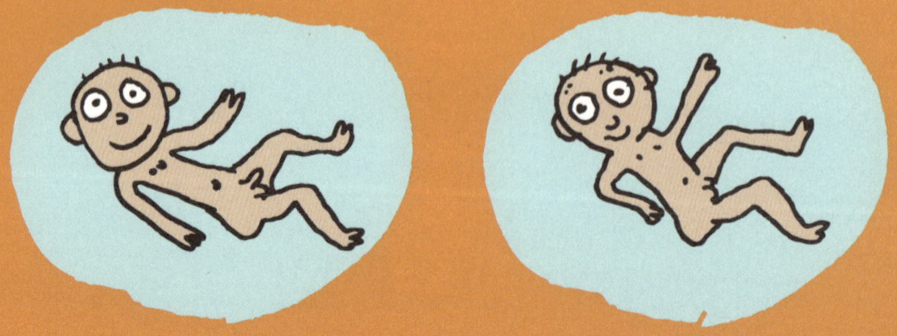

정자의 꼬리가 떨어져 나가고,
난자와 함께 세포분열을 시작해요.

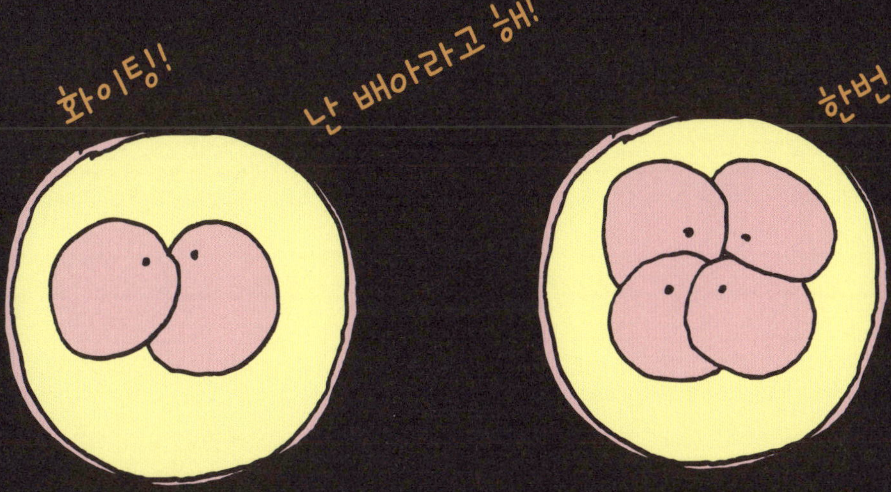

그리고 또 세포분열을 합니다.

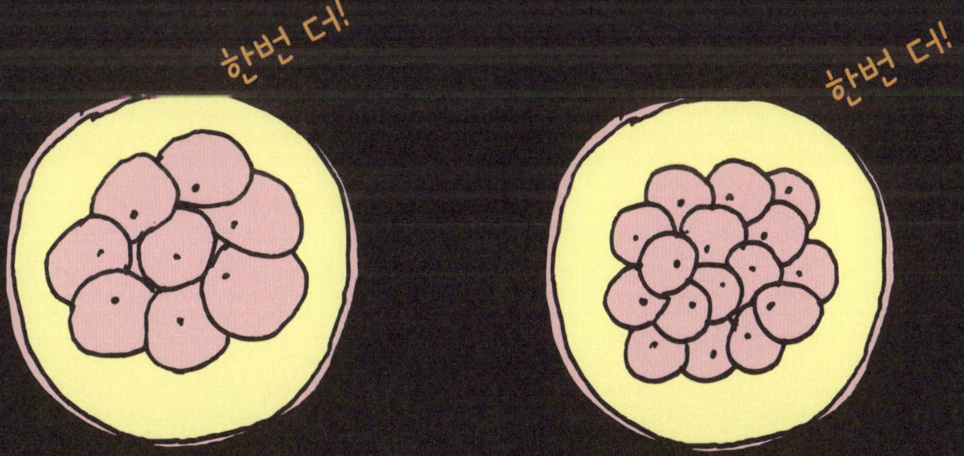

배아는 점점 자라나요.

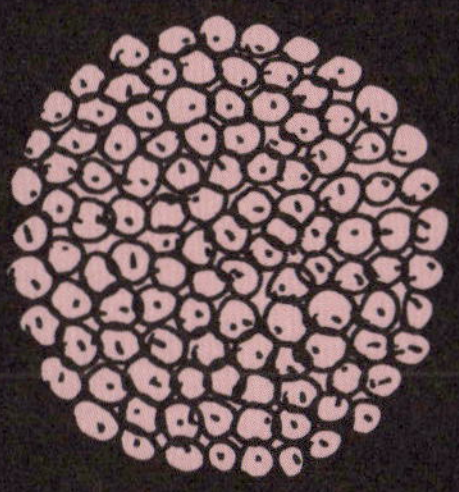

이 배아가 나중에 아기가 되는 거예요!!!

수정된 난자는 세포 분열을 하면서
나팔관 가장 끝에서 자궁까지 내려와서 착상이 돼요.

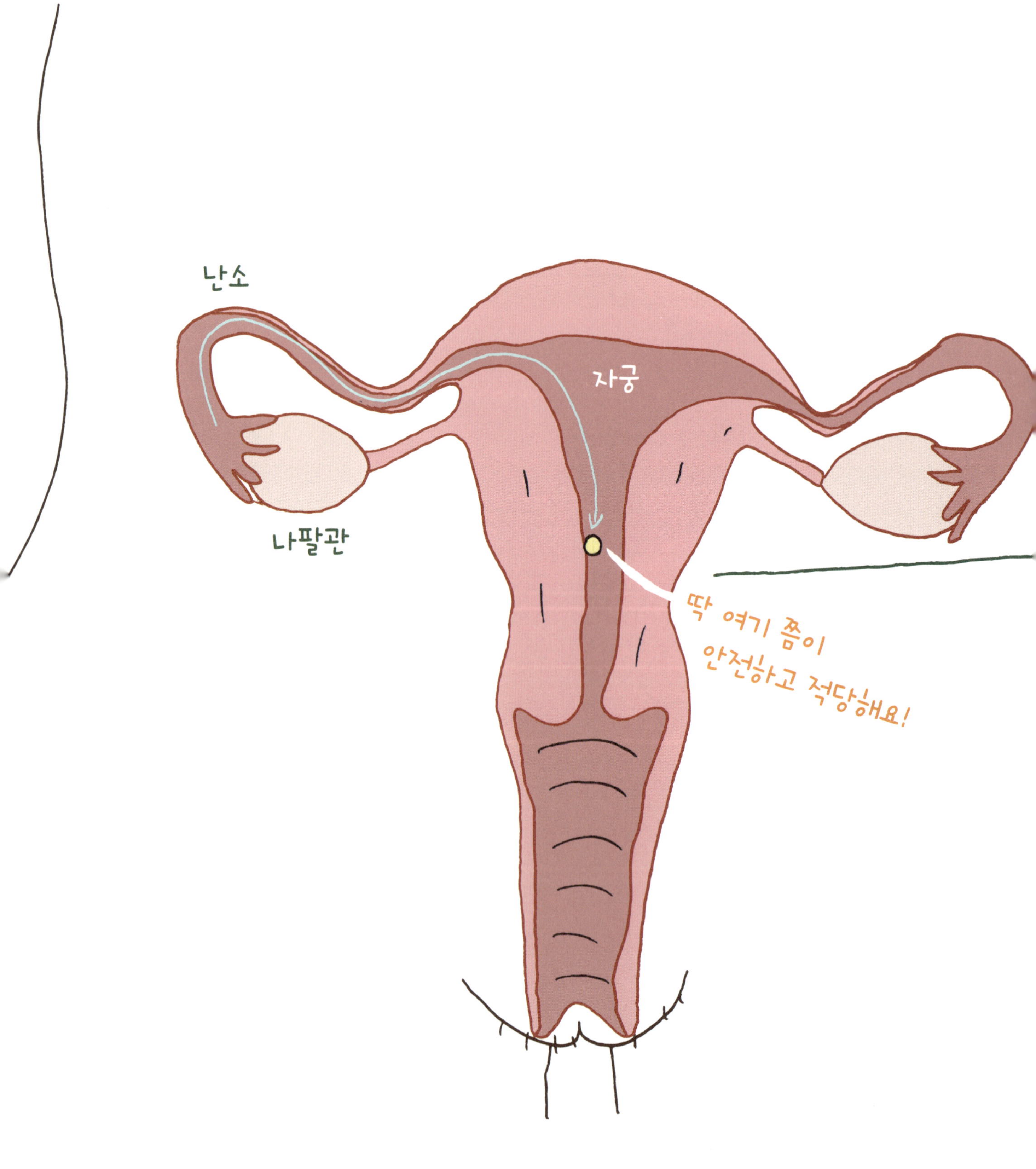

배아는 자궁에서 계속 자라나요.

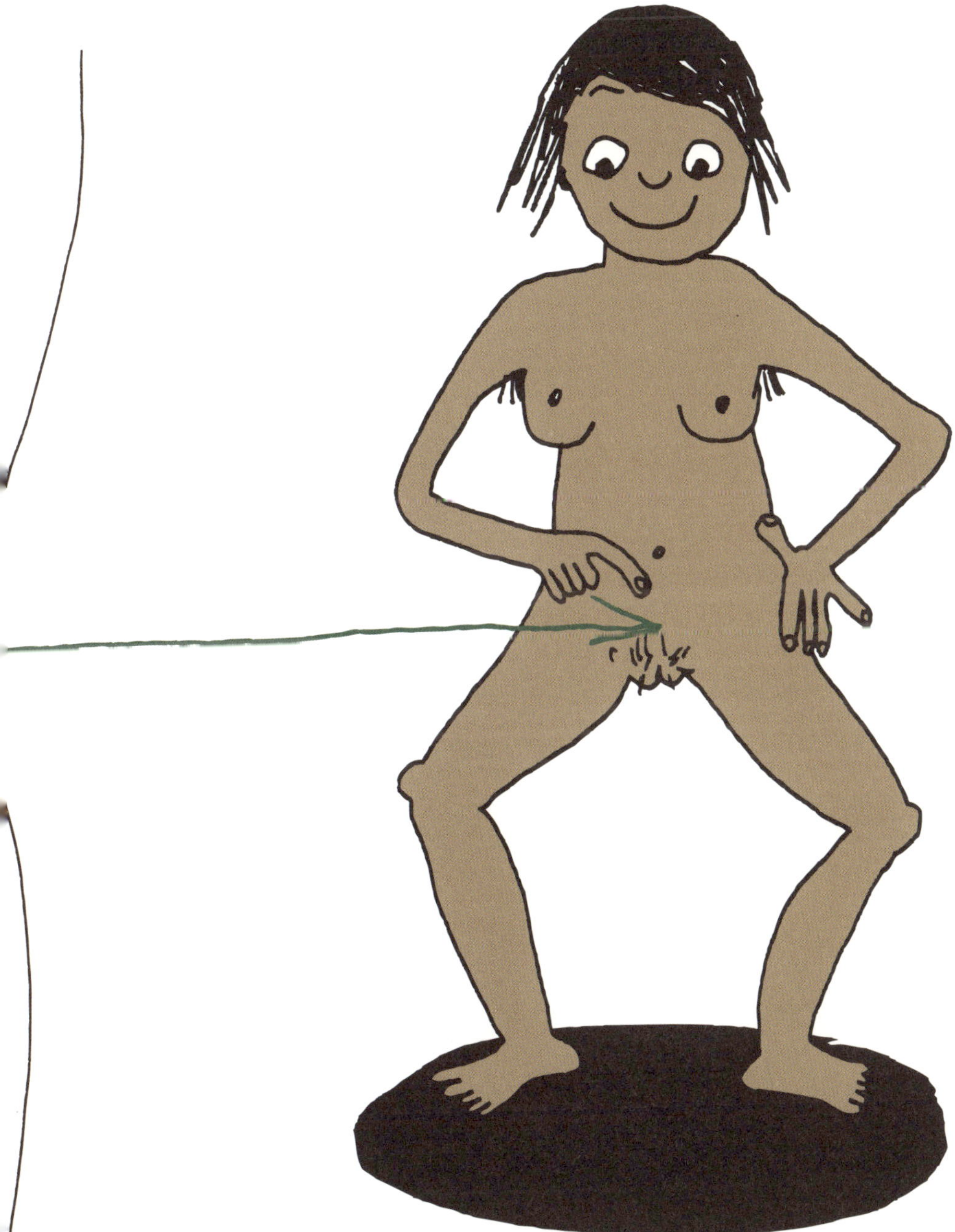

몇 주가 지나고 나면, 세포들이 작고 귀여운 몸이 돼요.

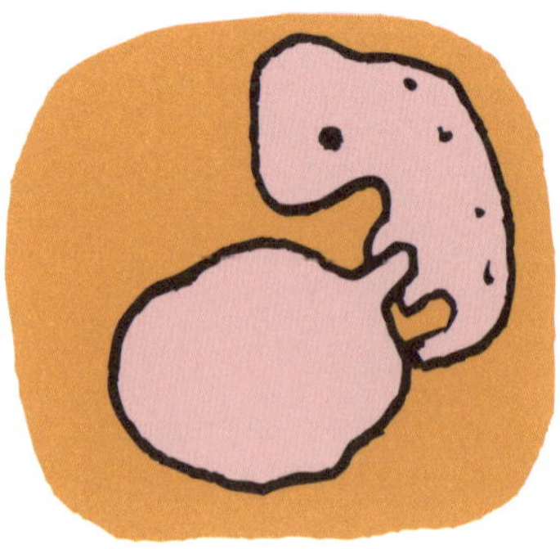

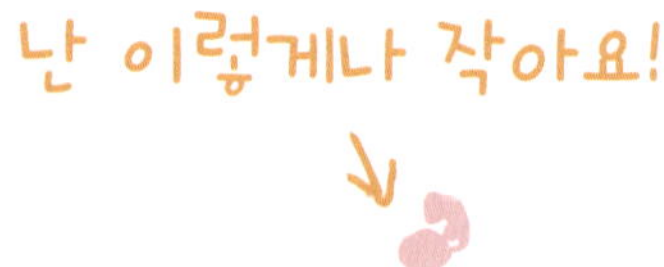

한번 생각해 봐요!
우리 모두가 예전에는 이렇게나 작았어요!

몇 주가 지나고 나면 세포들이 자라서
태아가 됩니다.

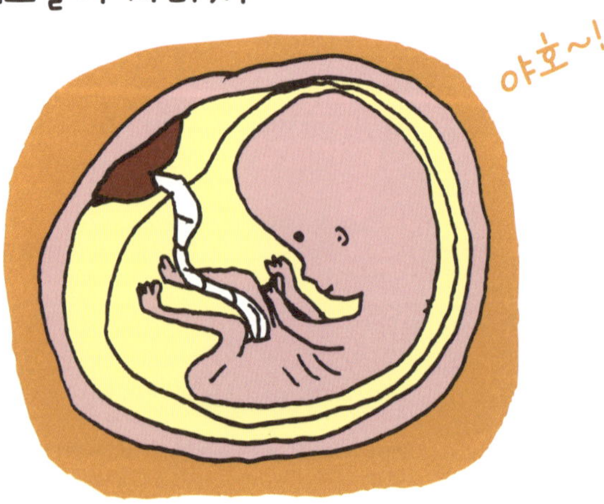

태반도 형성되고, 탯줄도 생겨요.
탯줄을 통해서 태아는 모든 필요한
영양을 공급받을 수 있어요.

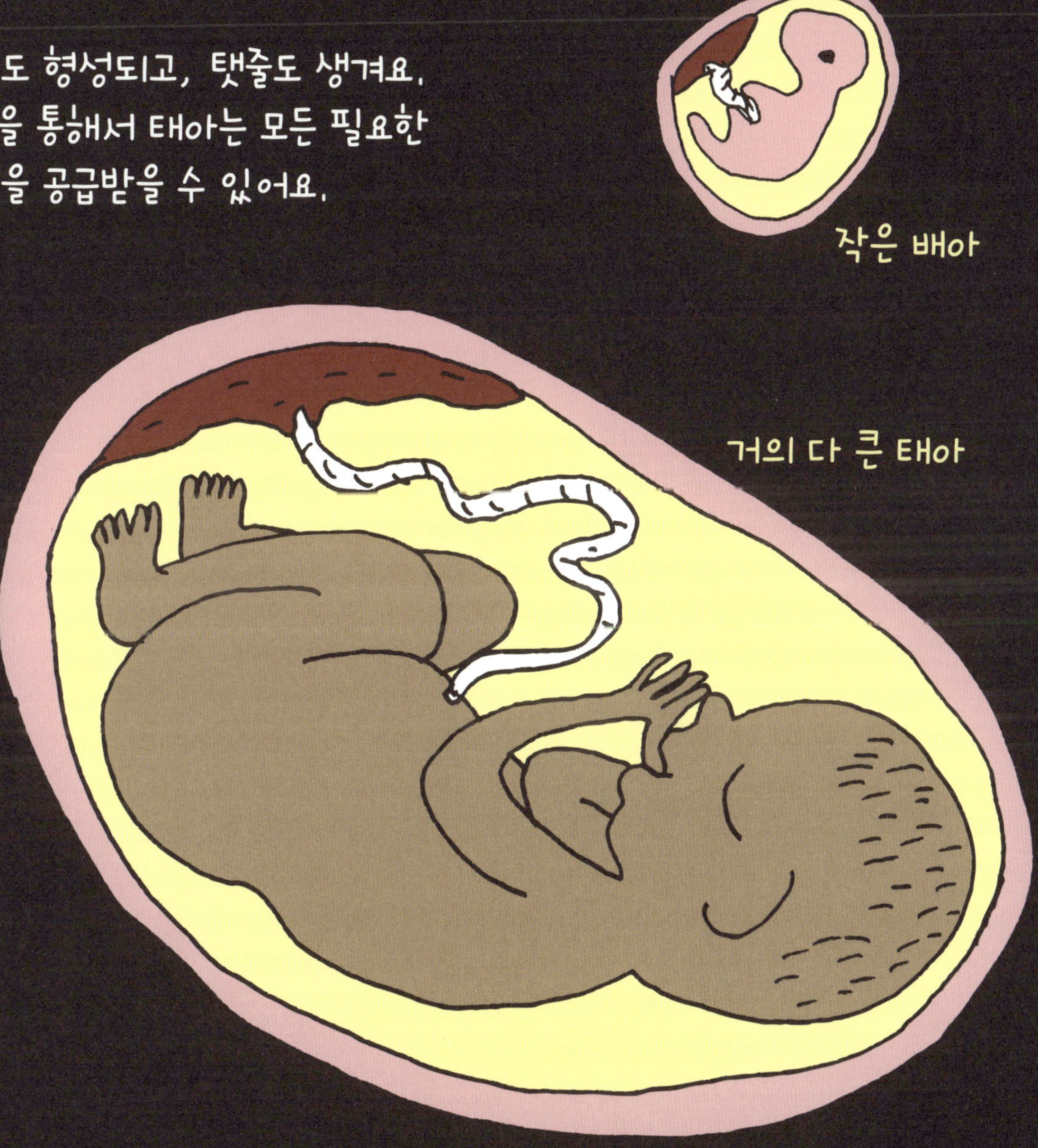

음식의 영양분은 엄마의 혈관으로 들어가고,
그리고 그 영양분은 태반과 탯줄을 통해
태아에게 도달합니다.

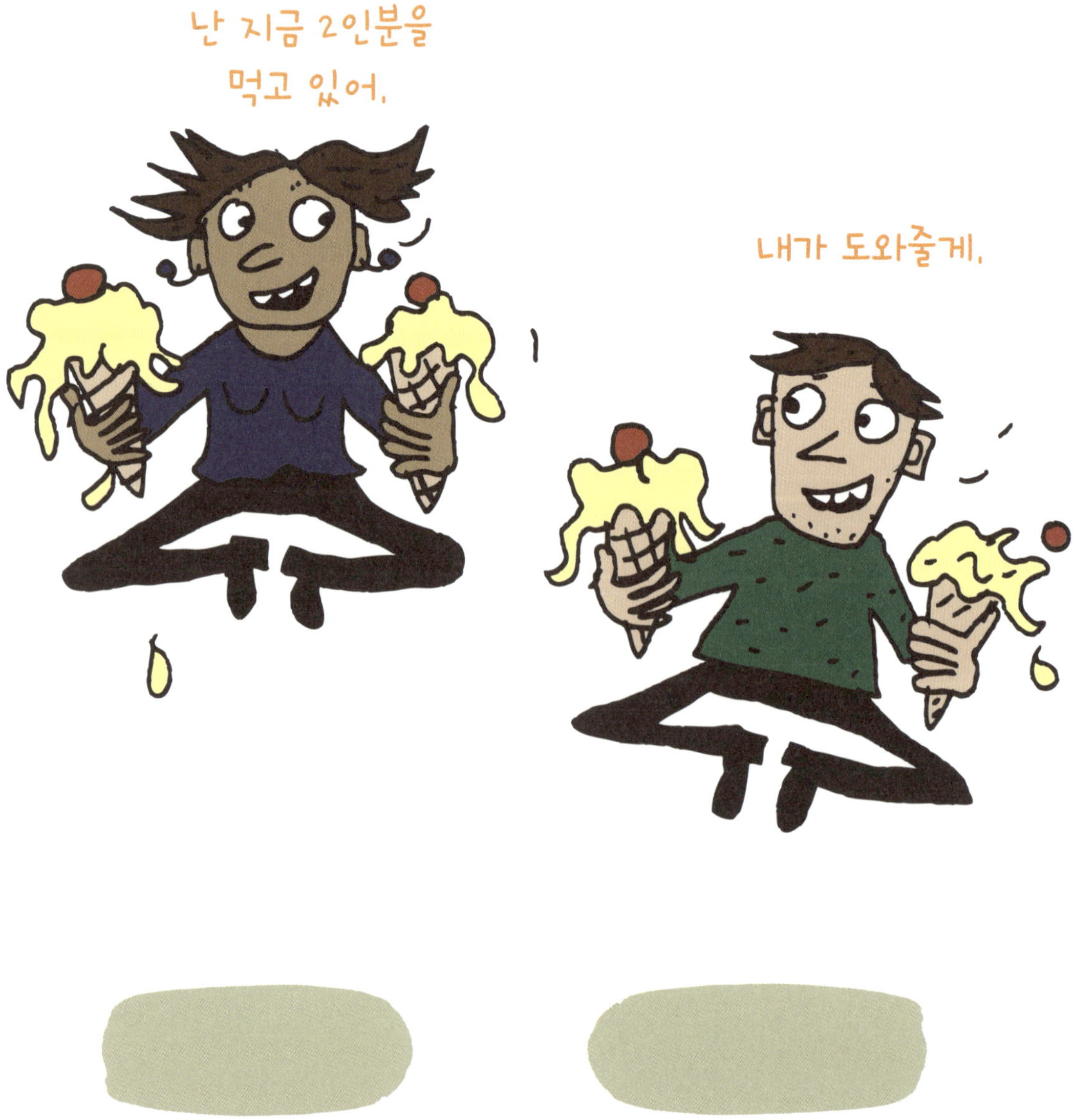

난 아기가 먹을 것을 먹고 있어.

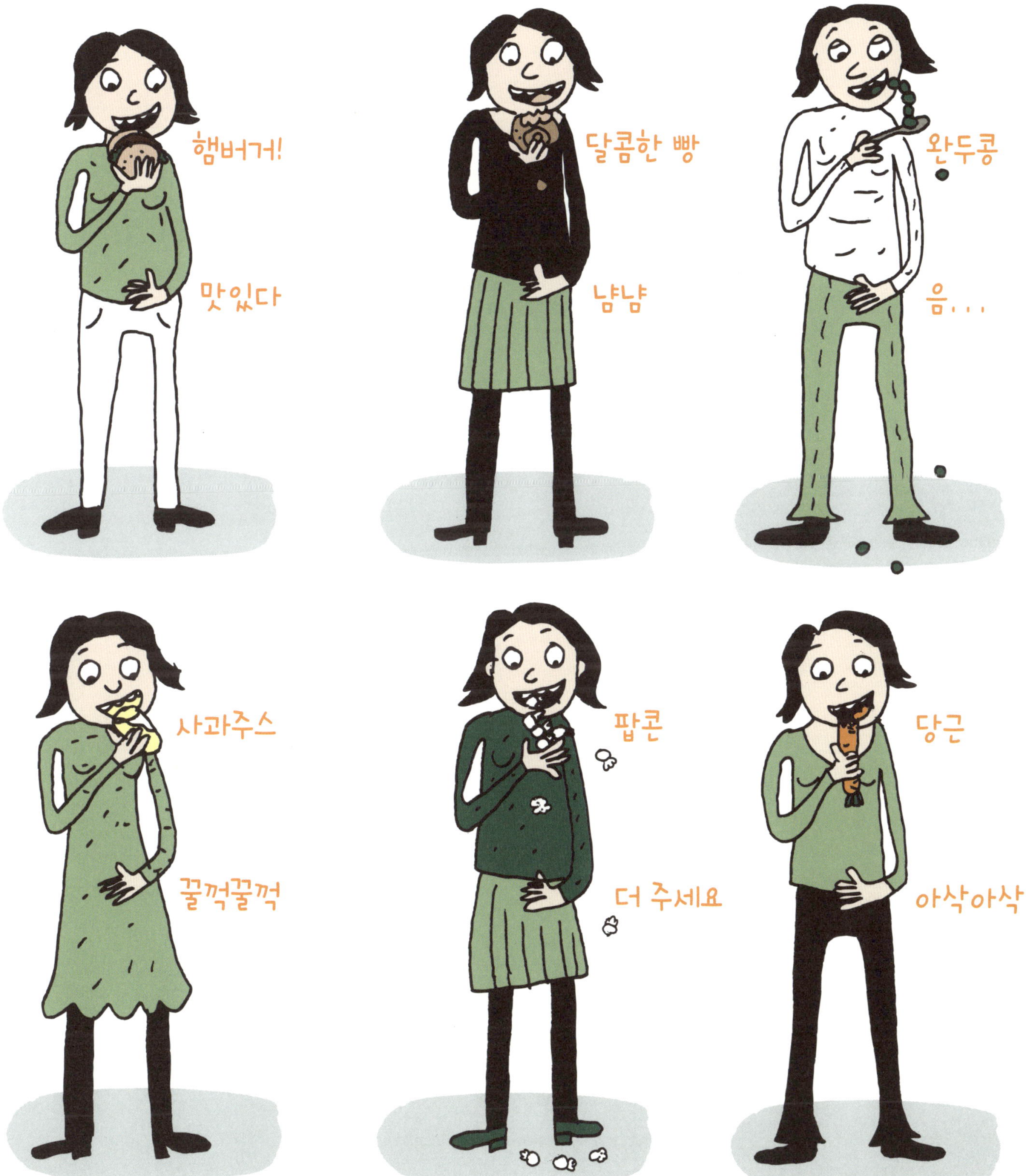

배아와 태아는 양수라고 부르는 액체에 둘러 쌓여있어요.

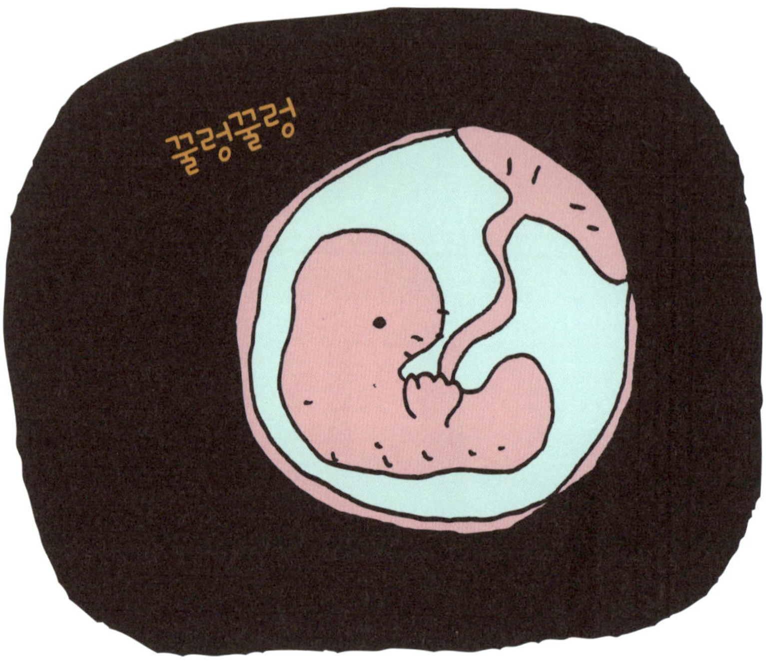

우리는 둘 다 물속에 있네~
나는 욕조에, 너는 양수에~

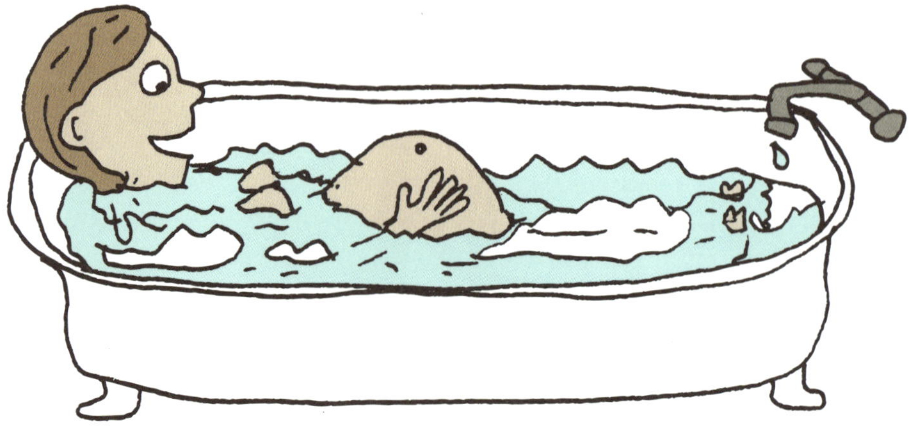

태아는 우리처럼 숨 쉴 필요가 없어요.
태아는 우리가 주변에 공기에서 산소를 얻듯이,
필요한 모든 산소를 엄마의 피에서 탯줄을 통해 얻어요.

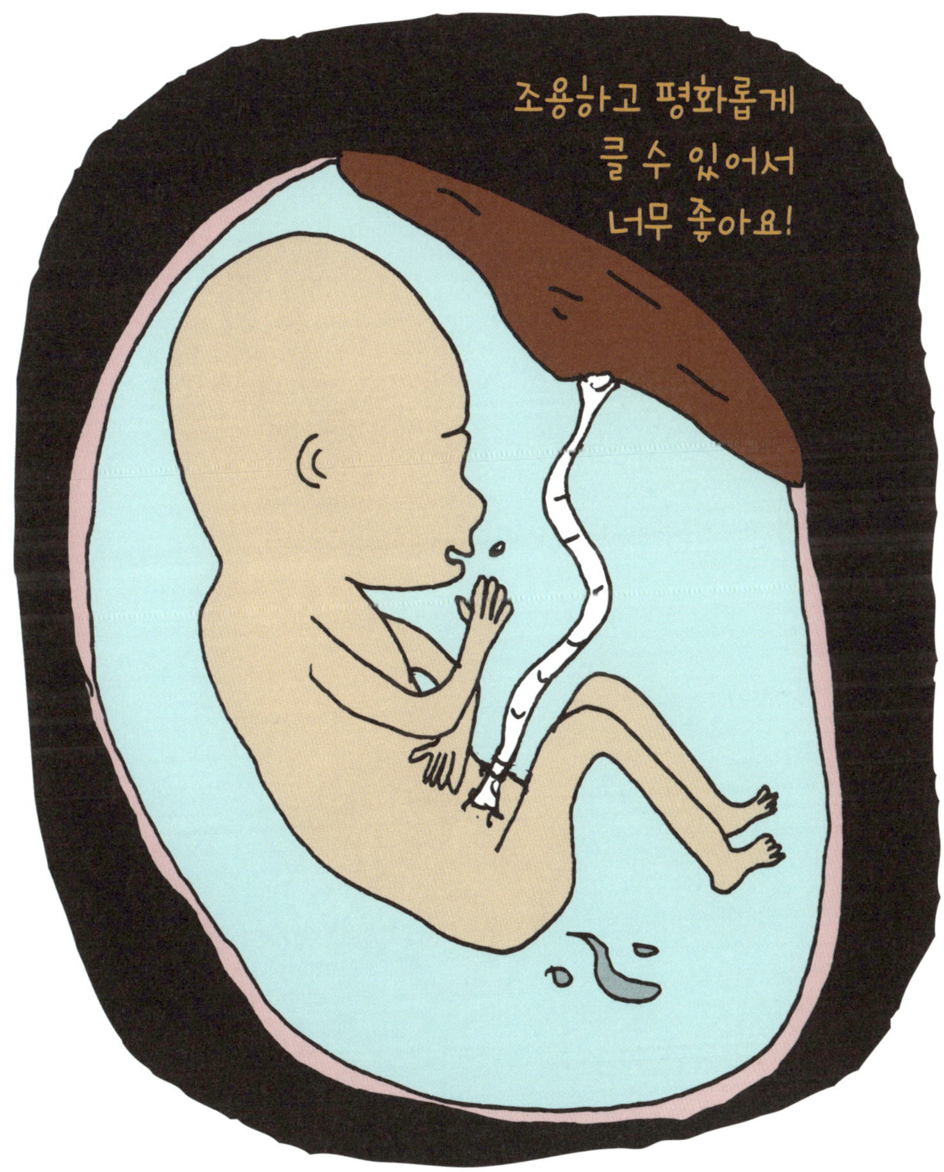

태아는 양수를 삼키기도 하고 다시 오줌으로 배출하기도 해요.
양수는 계속 새롭게 바뀌어요.

임신 초기에 엄마는 무척 피곤하고 울렁거림을 느껴요.

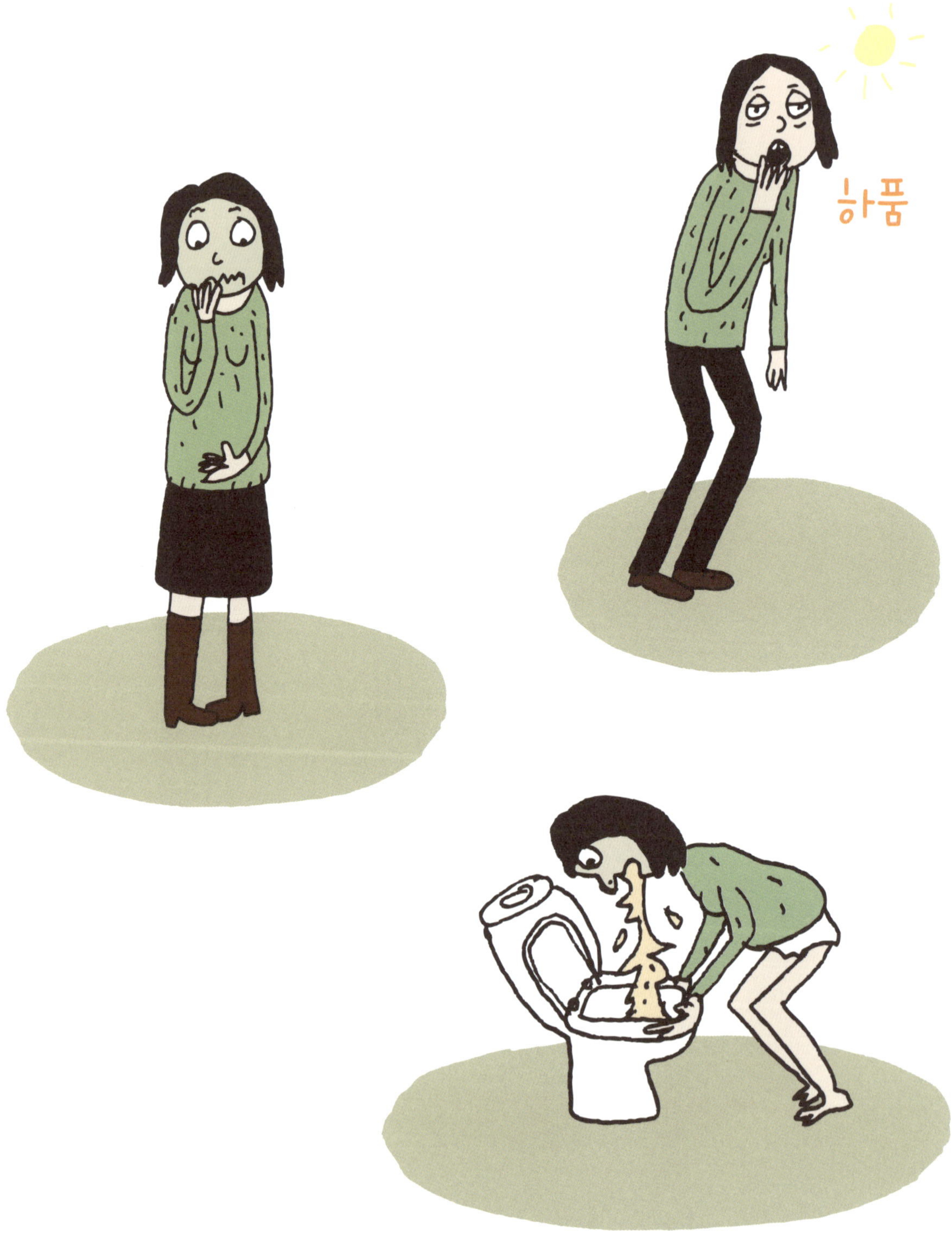

엄마의 몸이 태아를 돌보기 위해 준비를 하는 거예요.

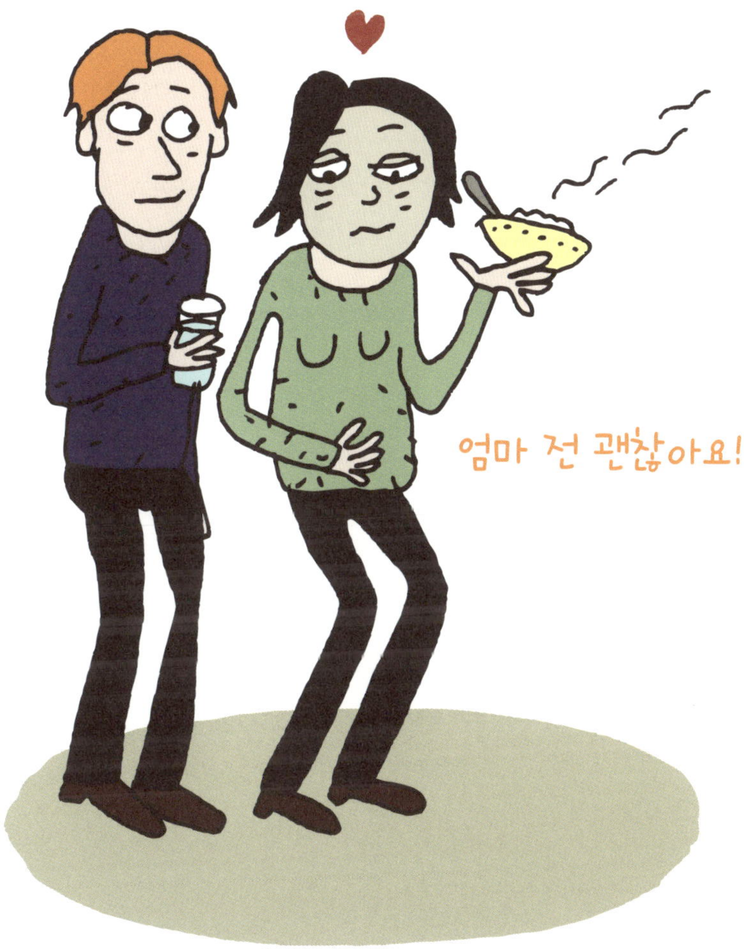

속이 너무 울렁거리면 엄마는 음식을 먹기 어려울 수도 있어요.
그렇지만 태아는 필요한 것을 다 얻을 수 있어요.

시간이 흘러 하루가 지나고 달이 지날 때마다
태아는 엄마 뱃속 자궁 안에서 점점 크게 자라나요.

1개월 차
엄마가 임신했는지는 아직 티 안나죠?

2개월 차
엄만 조금 피곤하구나!

3개월 차
엄마가 임신했는 지는 아직도 티가 안 나네요!

4개월 차
배가 조금씩 커지는게 보이네요.

5개월 차
동그란 뱃속 아기가 너무 사랑스러워요!

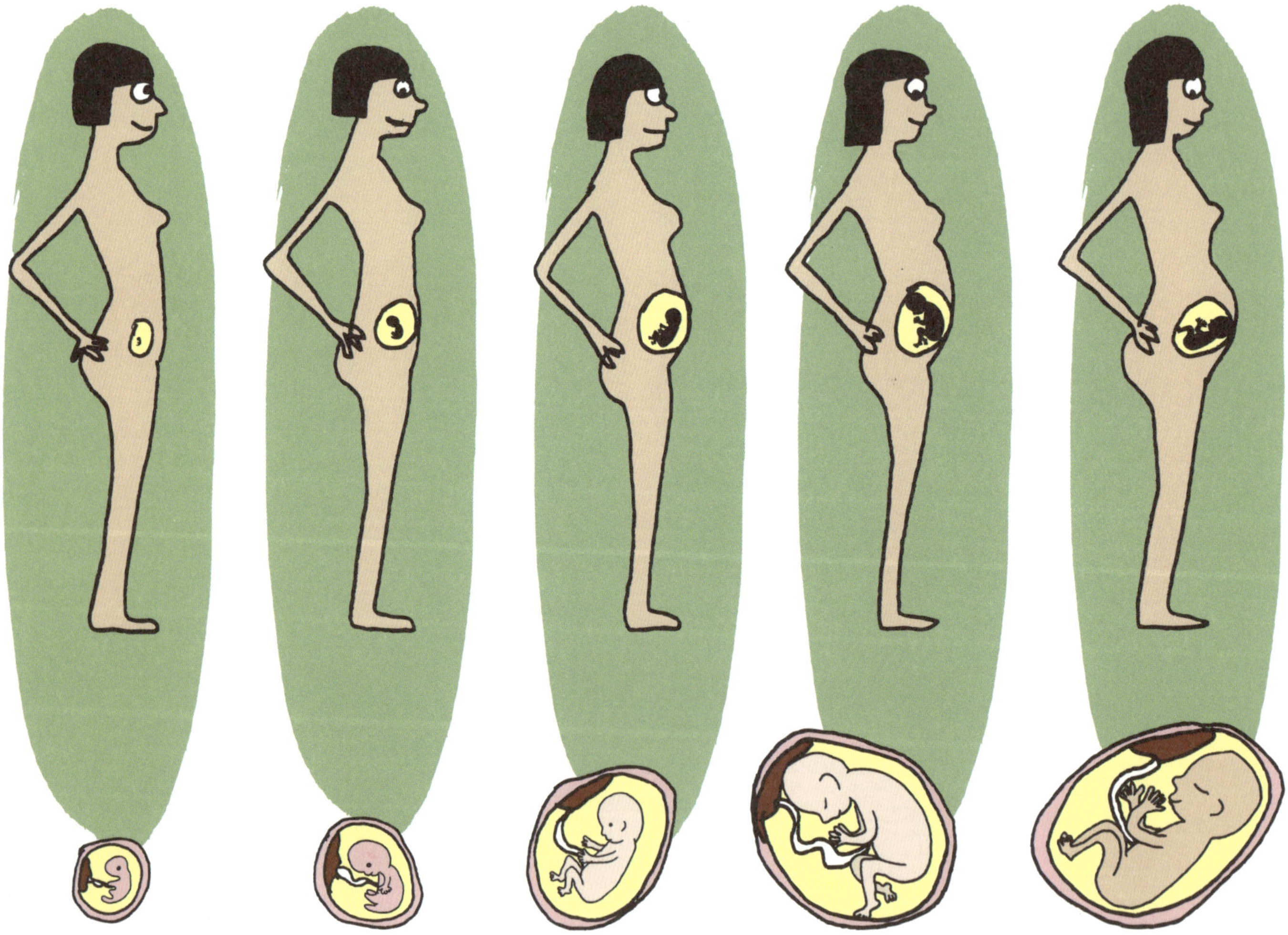

1개월 차: 내 심장이 뛰기 시작했어요.

2개월 차: 전 이제 귀가 자라기 시작했어요! 맘에 들어요!

3개월 차: 전 눈, 코, 입, 팔, 다리가 생겼어요! 신난다!

4개월 차: 전 양수를 먹으면서 숨쉬는 연습을 해요!

5개월 차: 전 낮잠 자고 있어요.

아기의 방을 만들기 위해 엄마의 배는 점점 커져요.

6개월 차

어머, 뱃속에서 아기가 발로 차고 있나봐요!

7개월 차

아기가 어떻게 생겼을지 궁금하네요!

8개월 차

아가야~ 얼른 만나고 싶구나!

9개월 차

아가야 좀 많이 무거워졌구나!

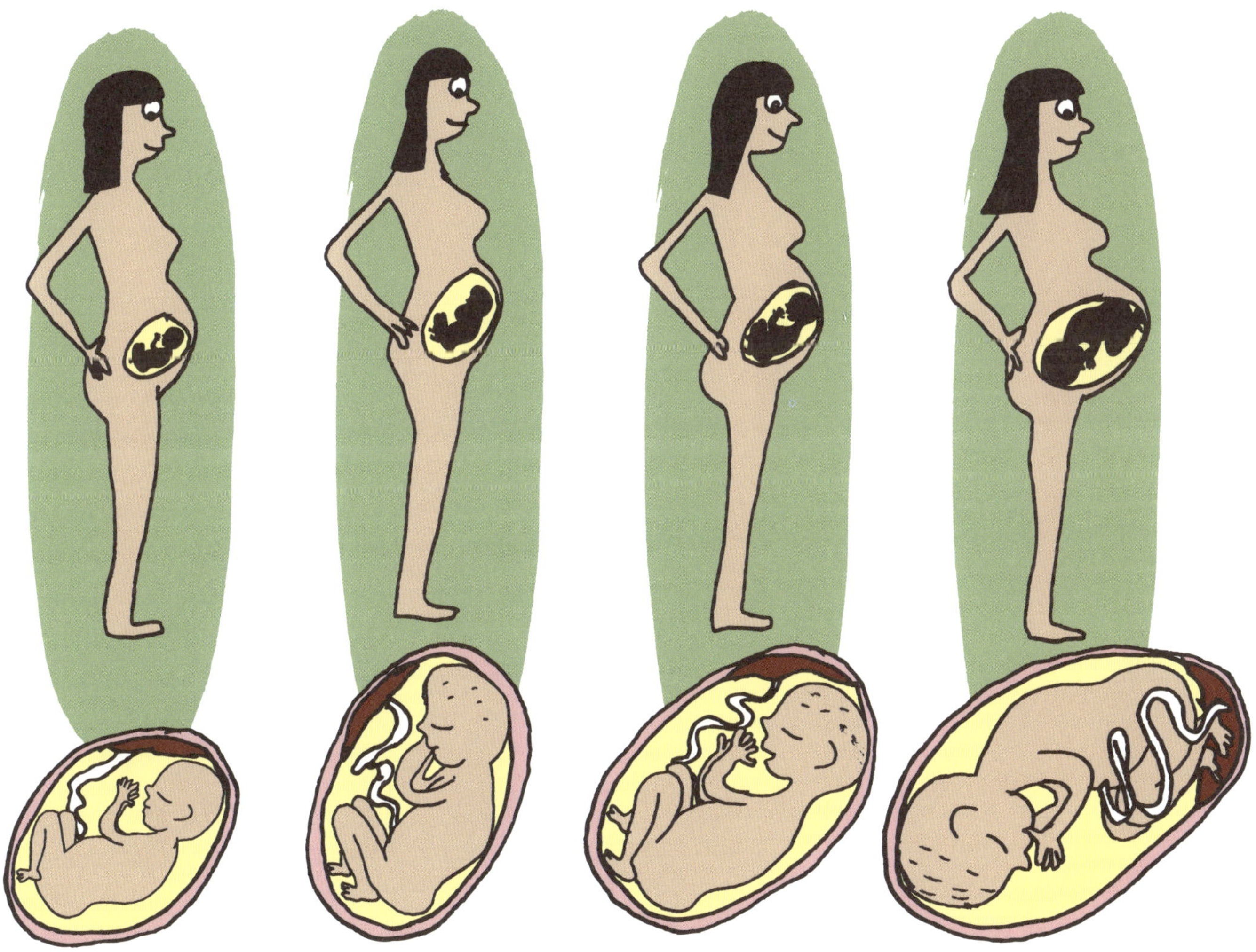

여기 안에서 움직이는 것은 재밌어요!

여긴 참 아늑하고 좋아요!

우리 엄마 배에 귀를 대면, 내 심장 소리가 들릴 수도 있어요.

저 이제 나갈 준비 됐어요!

임신한 엄마들은 모두 다른 모습이에요.

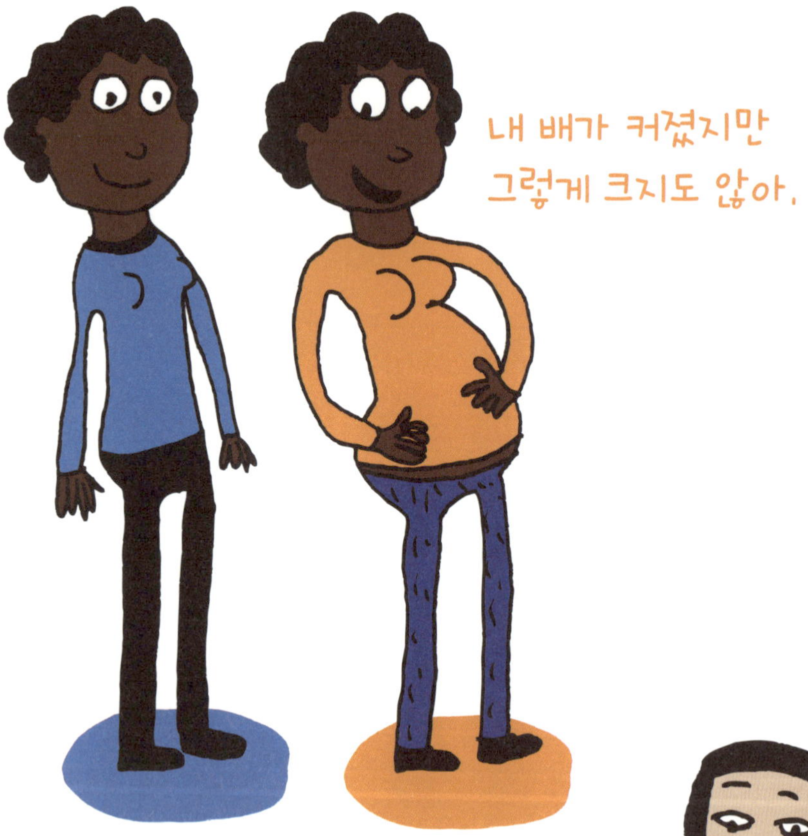
내 배가 커졌지만
그렇게 크지도 않아.

임신 아님 임신

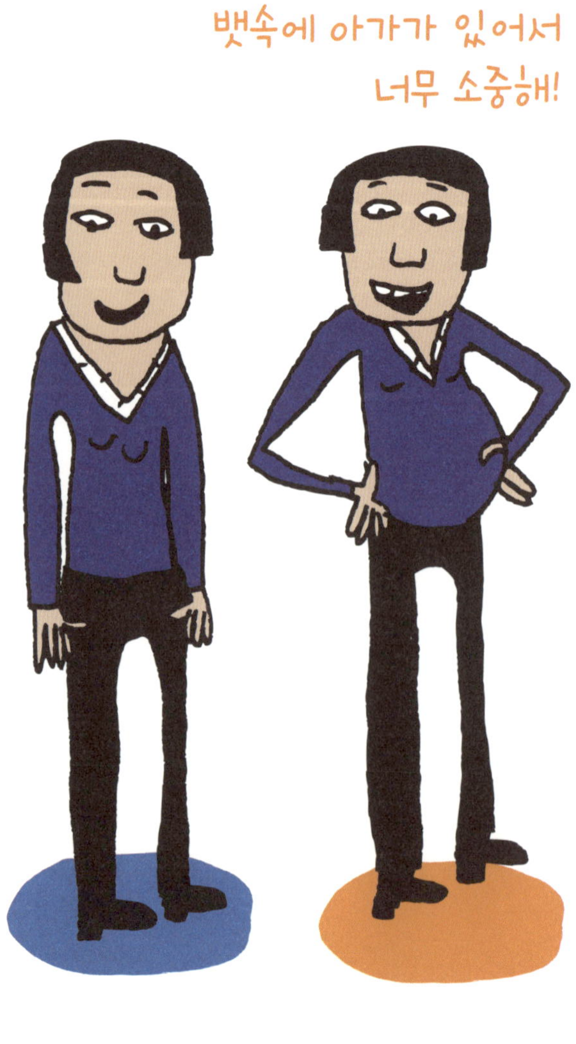
뱃속에 아가가 있어서
너무 소중해!

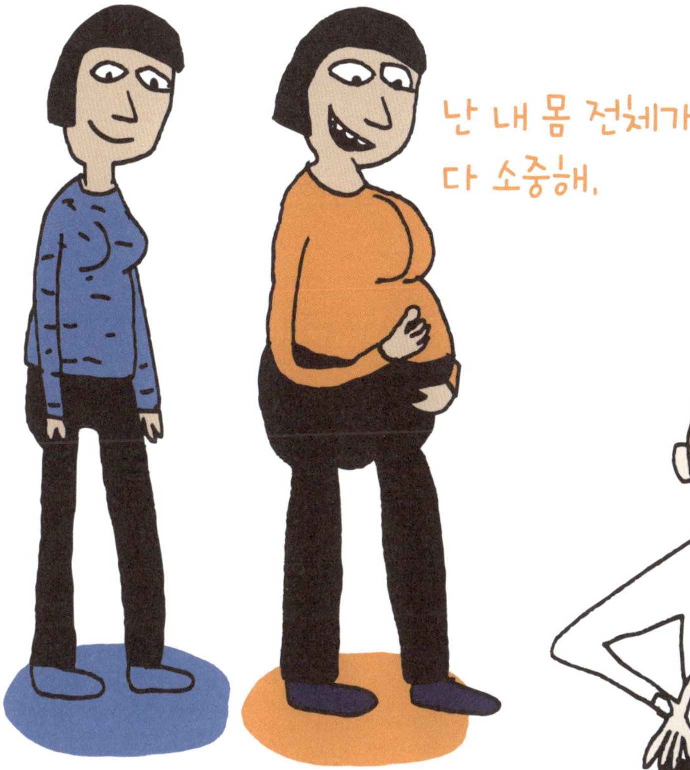
난 내 몸 전체가
다 소중해.

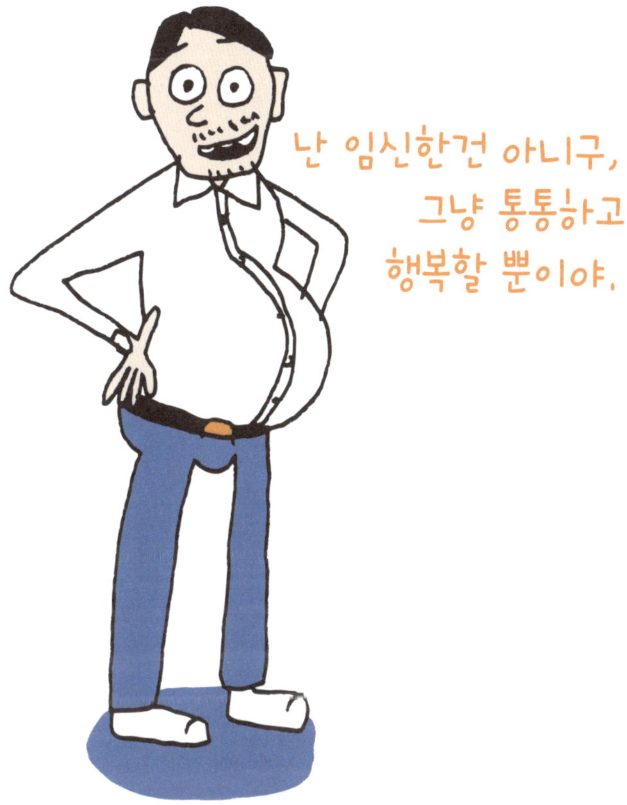
난 임신한건 아니구,
그냥 통통하고
행복할 뿐이야.

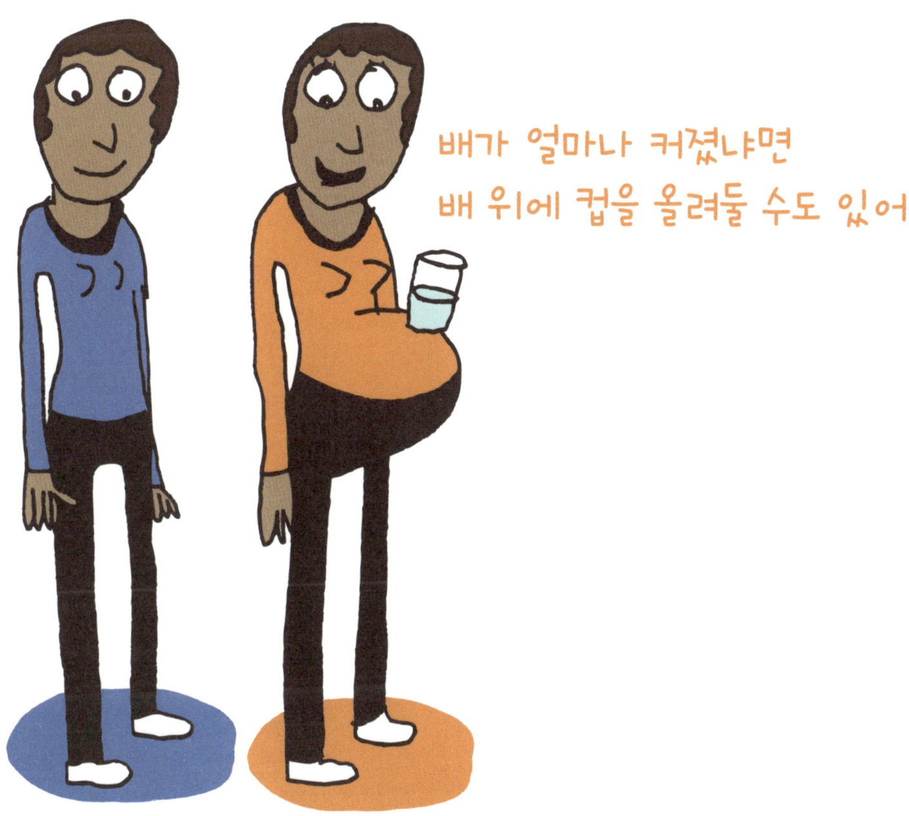
배가 얼마나 커졌냐면
배 위에 컵을 올려둘 수도 있어!

부모님은 주변 환경을 정리해서 아기를 맞이할 준비를 해요.

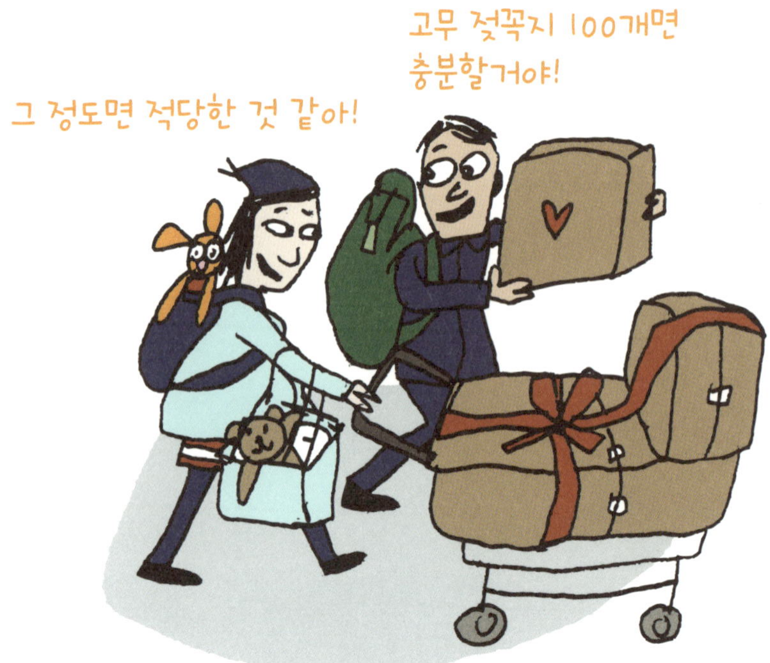
고무 젖꼭지 100개면
충분할거야!
그 정도면 적당한 것 같아!

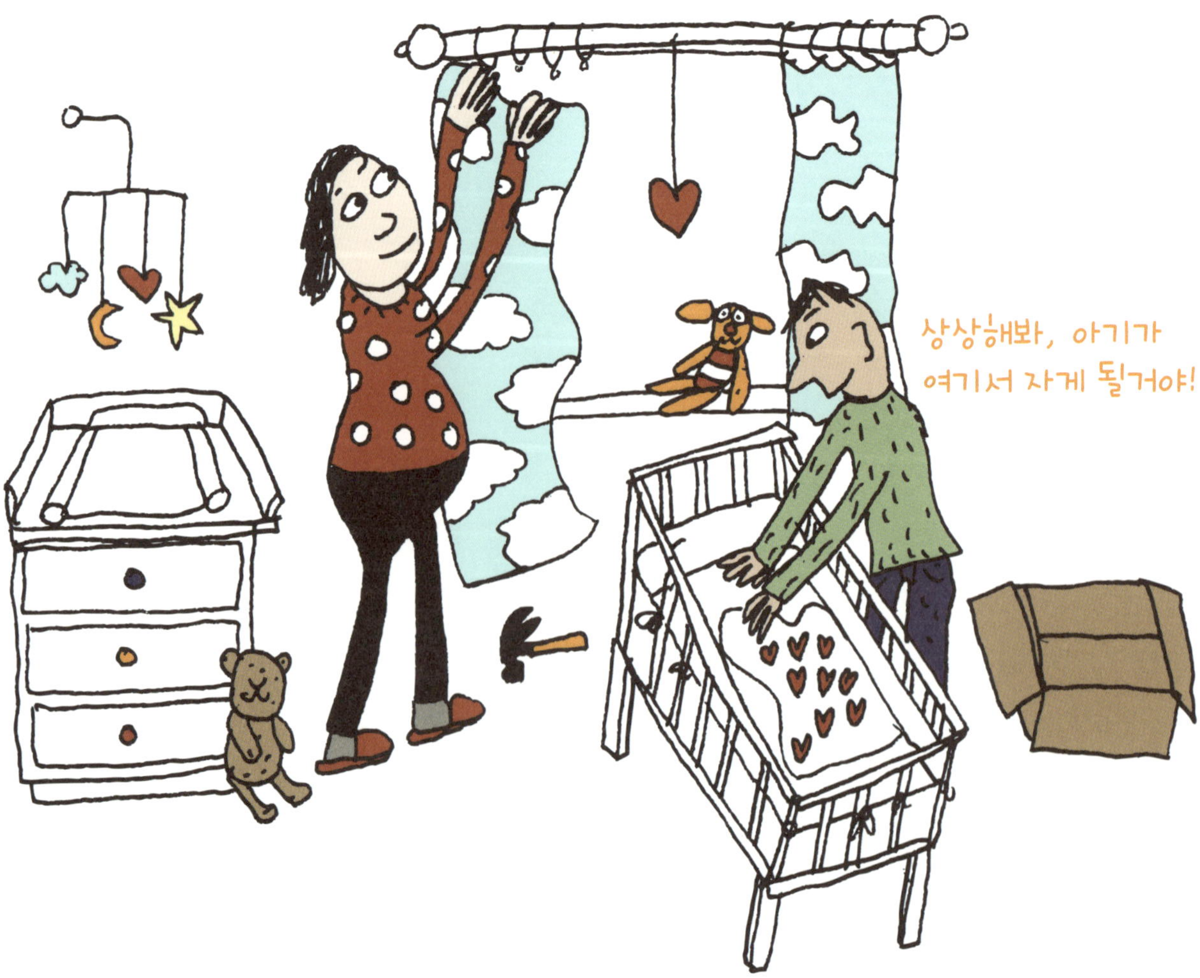
상상해봐, 아기가
여기서 자게 될거야!

부모님은 기다리고 또 기다려요.

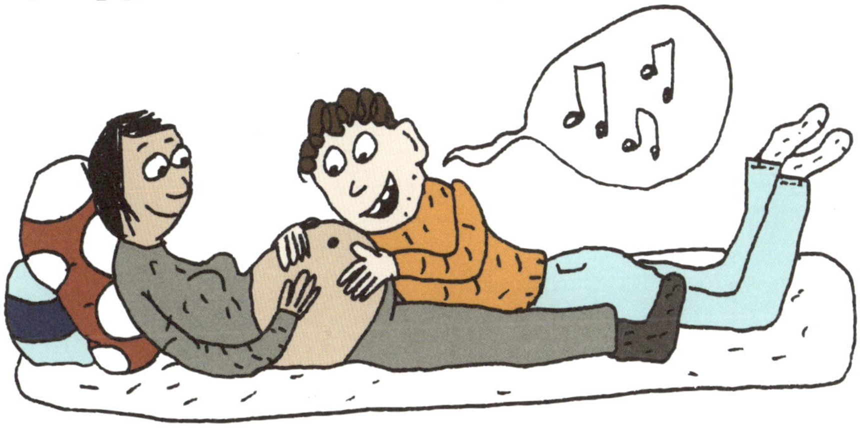

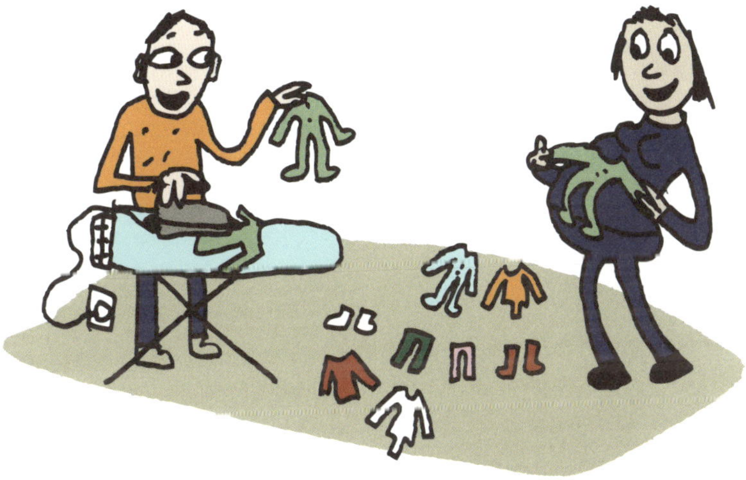

어떻게 삶이 바뀌게 될지,
또 아기는 어떻게 생겼을지 상상해봐요.

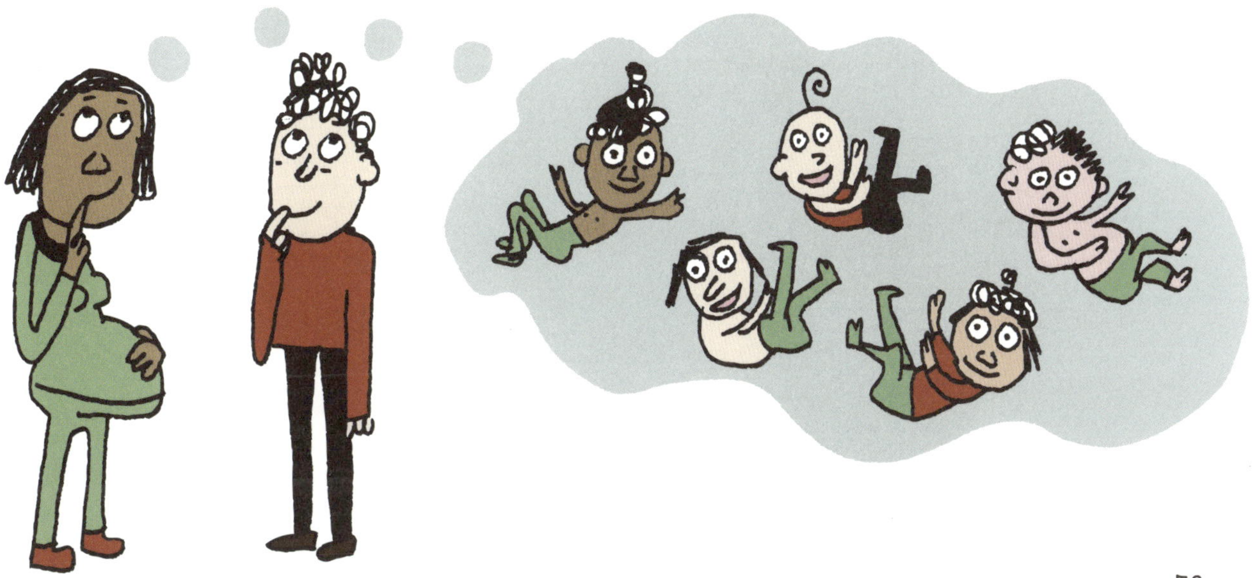

임신 기간이 거의 끝나갈 때 쯤이면, 엄마 배는 무척 커요!

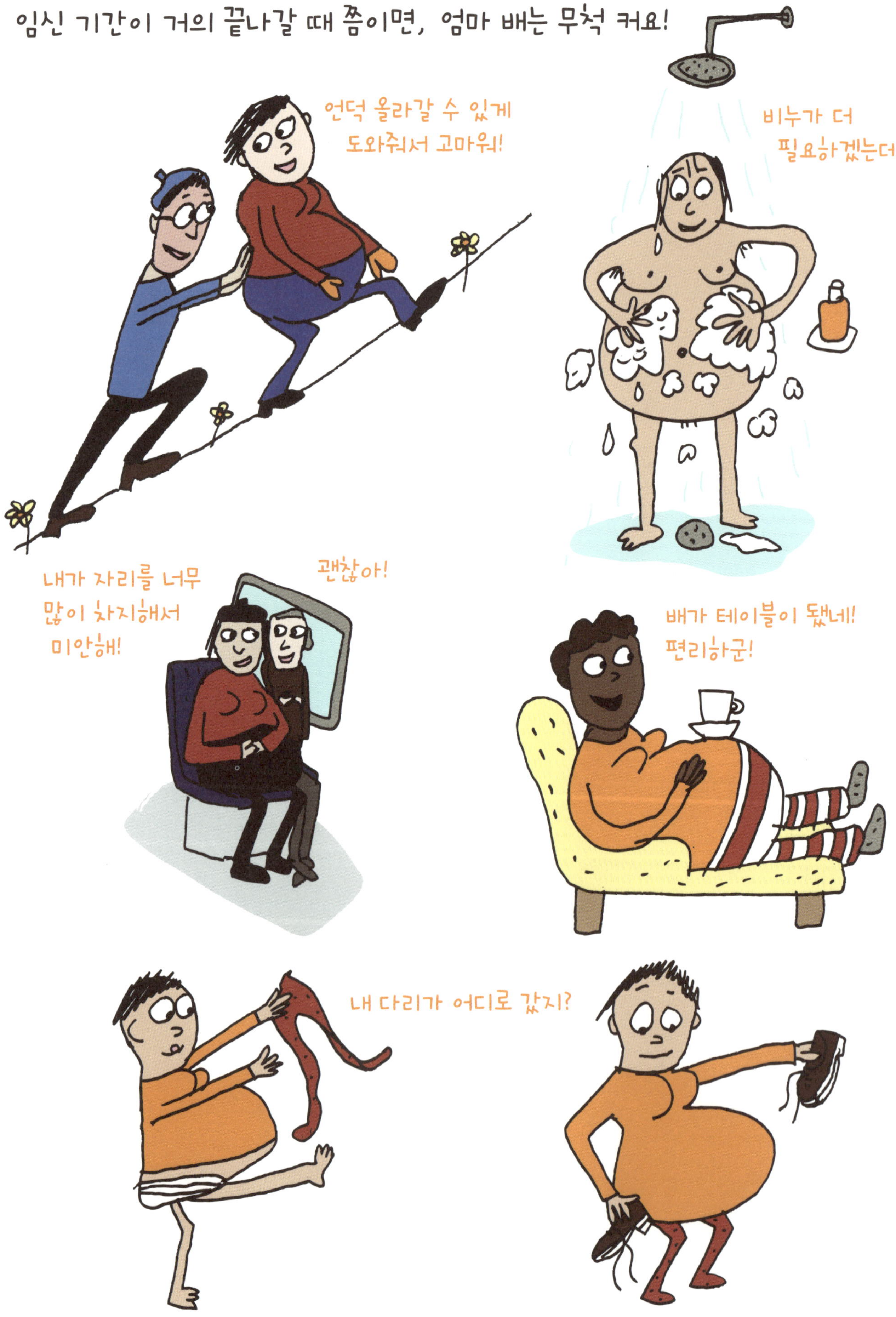
언덕 올라갈 수 있게
도와줘서 고마워!
비누가 더
필요하겠는데!
내가 자리를 너무
많이 차지해서
미안해!
괜찮아!
배가 테이블이 됐네!
편리하군!
내 다리가 어디로 갔지?

아기를 기다릴 땐, 시간이 무척 더디게 흘러가요.

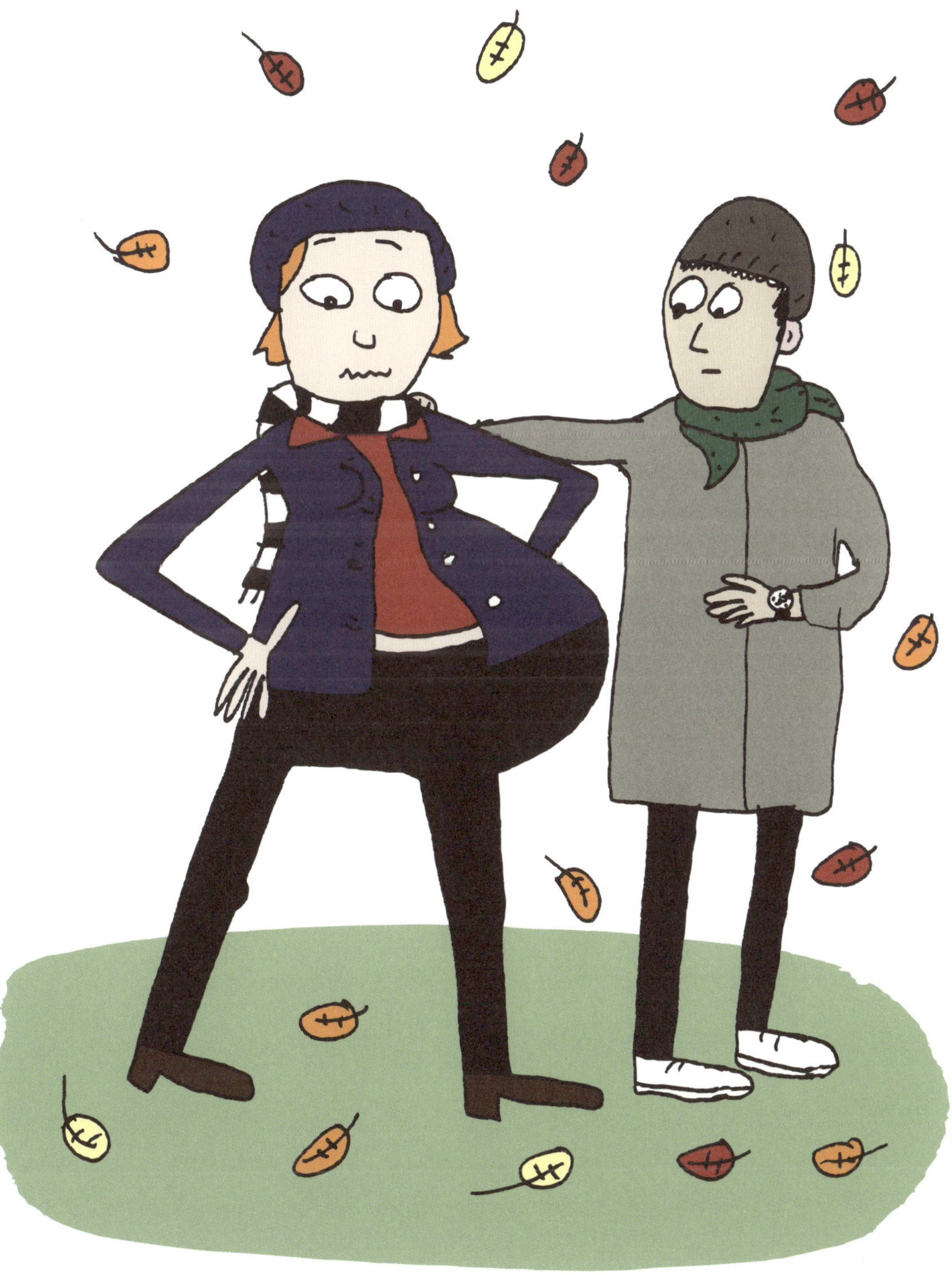

약 9개월 정도가 지나면 아기는 나올 준비가 끝나요.

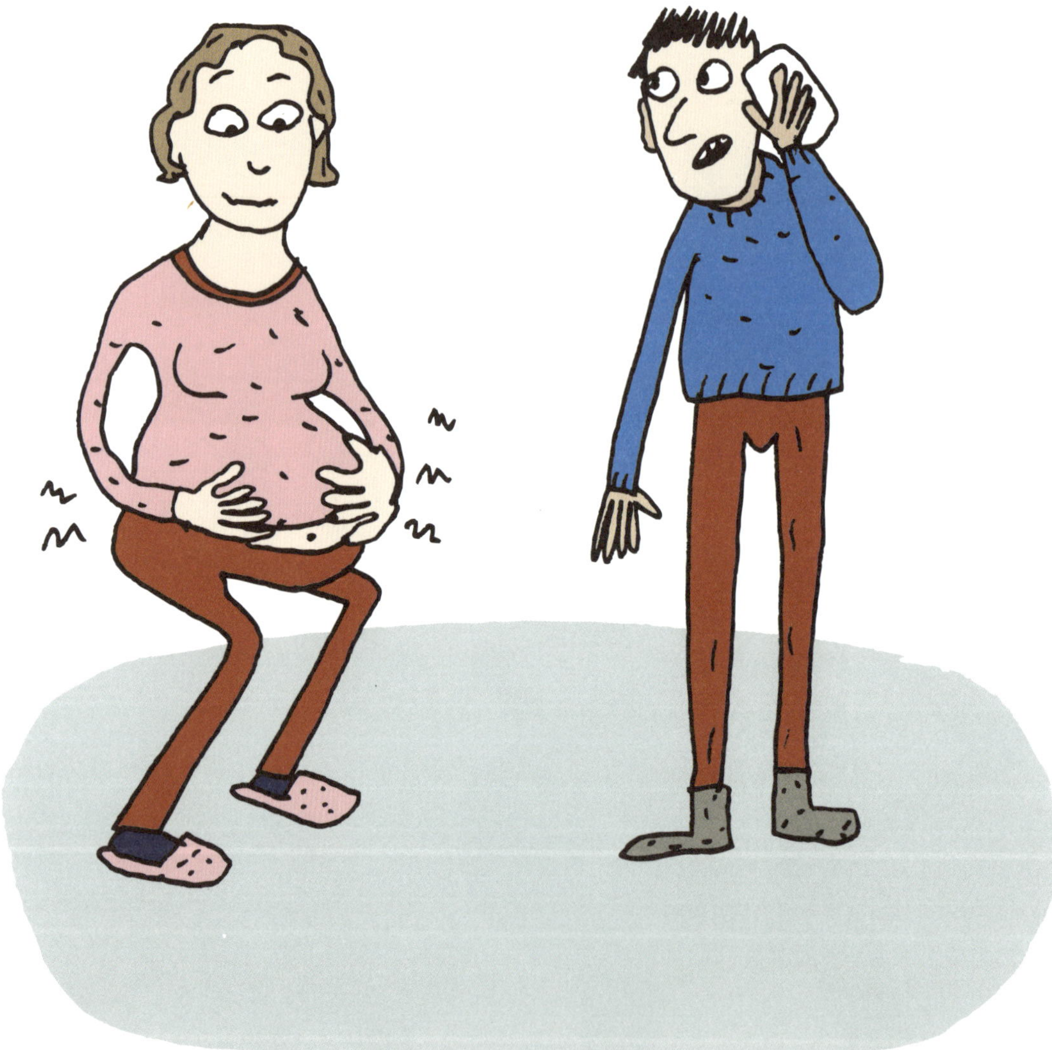

정확히 언제 병원에 가야하는지 맞추기 어려워서,
부모님은 병원에 전화해서 조언을 얻어요.

부모님은 병원에 어떻게 갈까요?

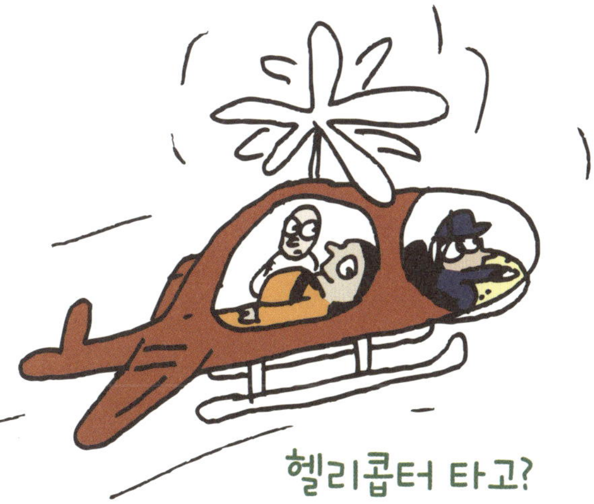

헬리콥터 타고?

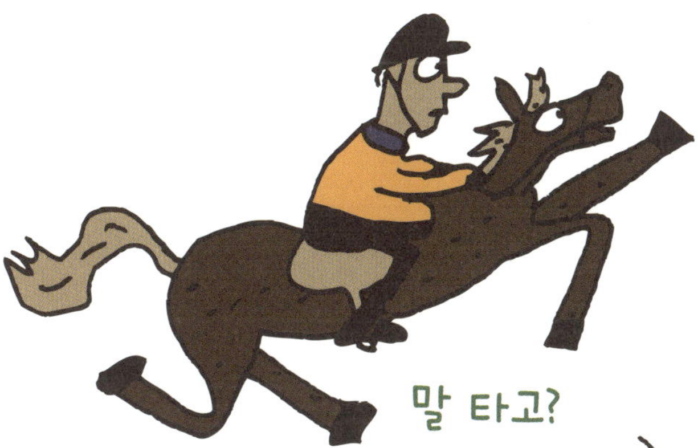

말 타고?

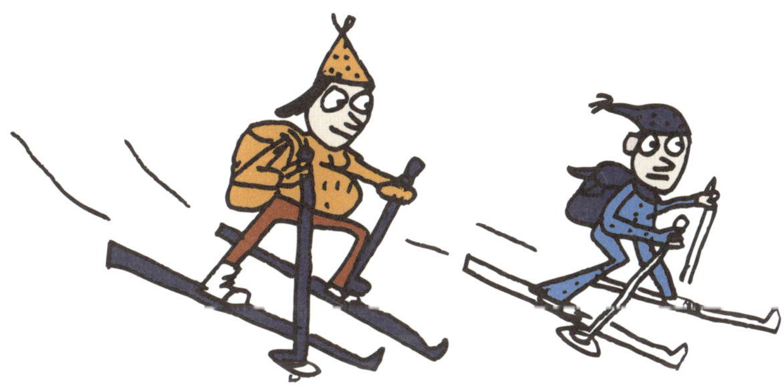

스키 타고?

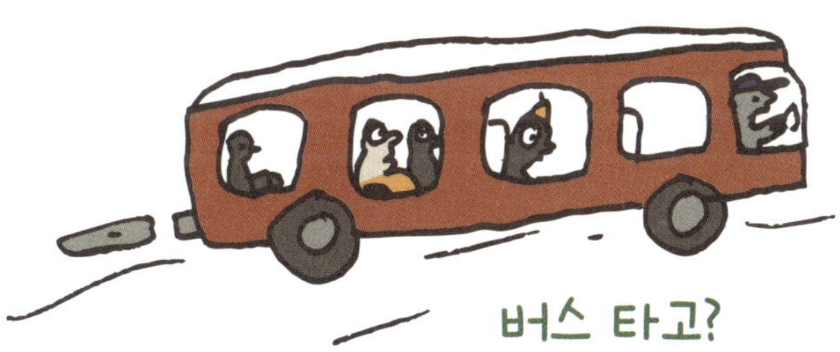

버스 타고?

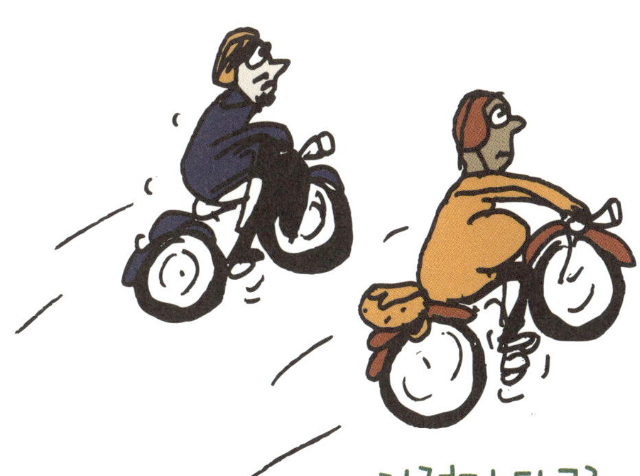

자전거 타고?

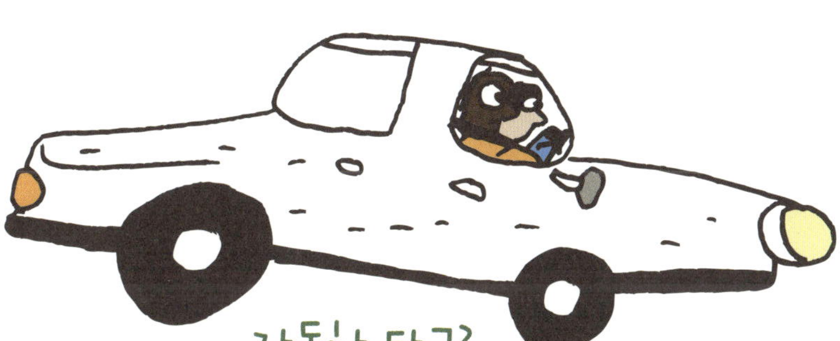

자동차 타고?

병원에서는 아기가 태어나는 것에 대한 모든 것을 이미 잘 알고 있어요.

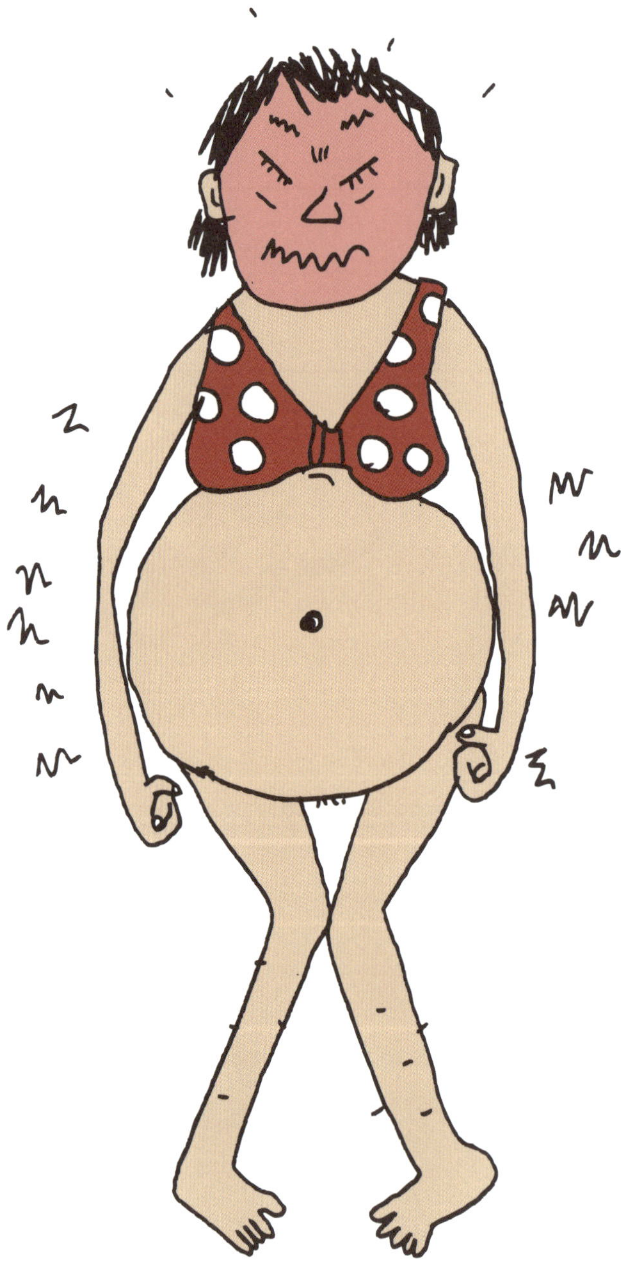

자궁이 열리고 아기가 질을 통해서 나올 준비를 할 때,
엄마는 많은 진통을 느껴요.

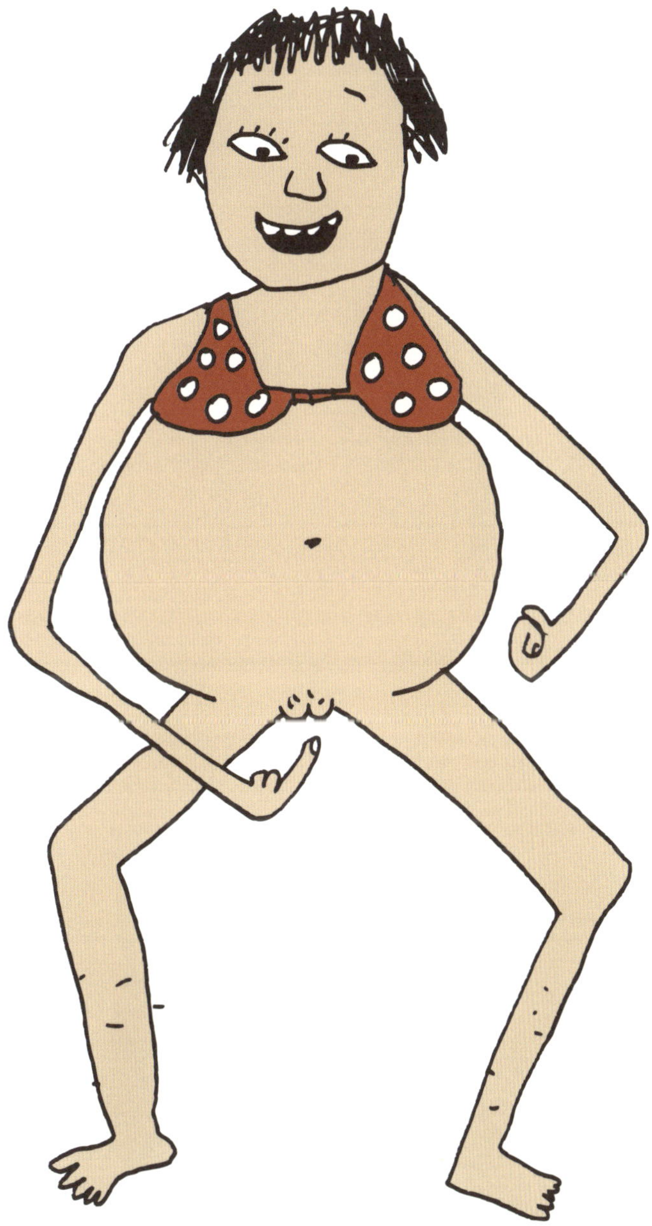

질을 통해 아기가 나와요!

아기를 낳는 것은 굉장히 어려운 일이에요.
하지만 엄마는 강하기 때문에 힘내서 아기를 낳을 수 있어요!

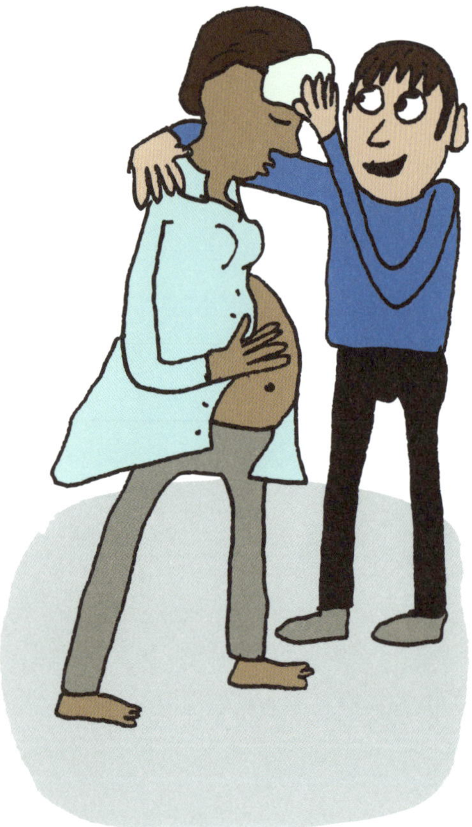

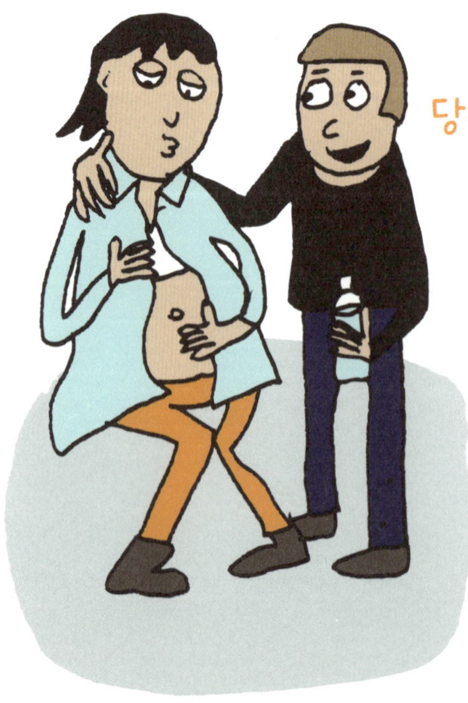

모든 출산 과정은 달라요. 어떤 아기는 재빨리 나오기도 하고
어떤 아기는 천천히 나와요.

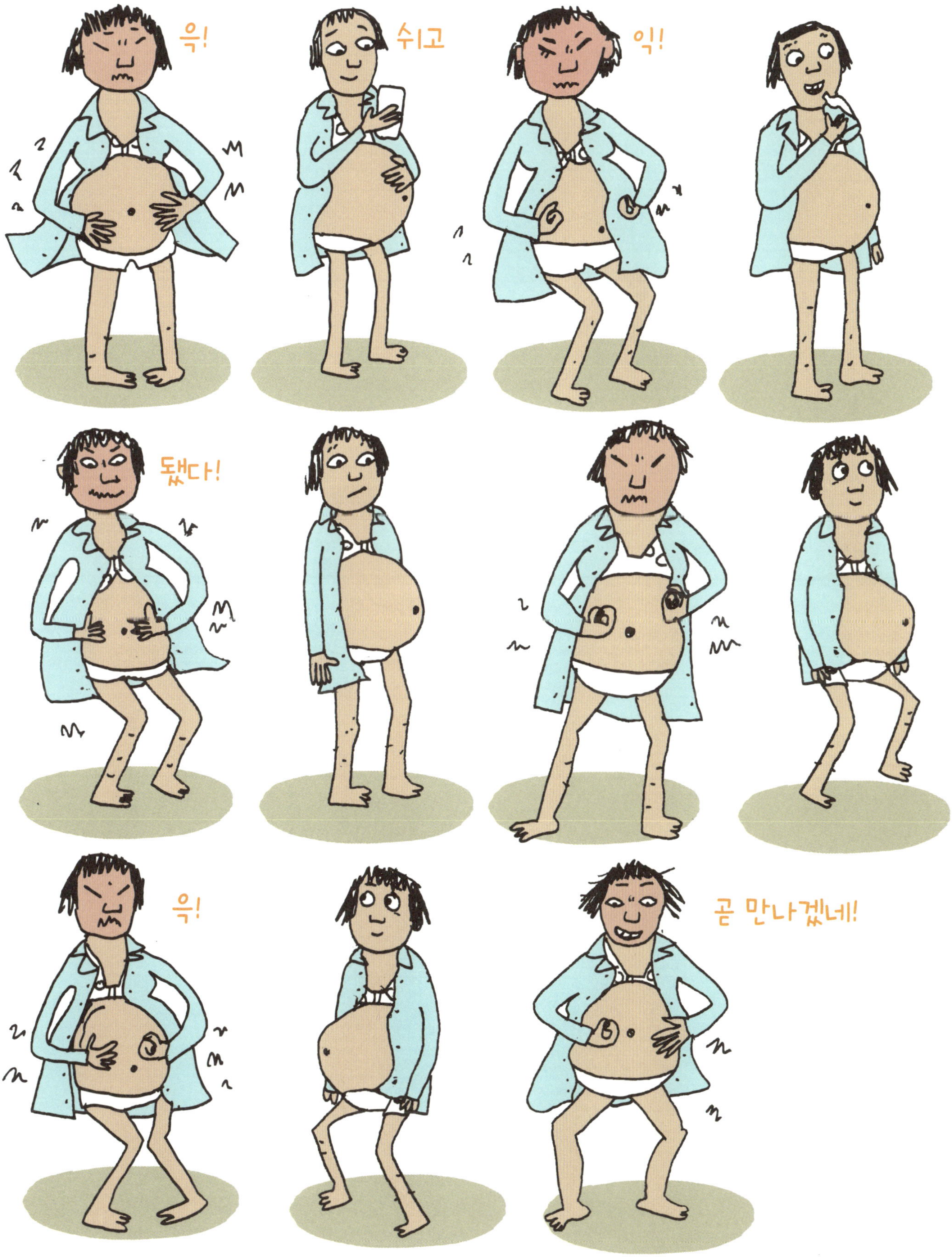

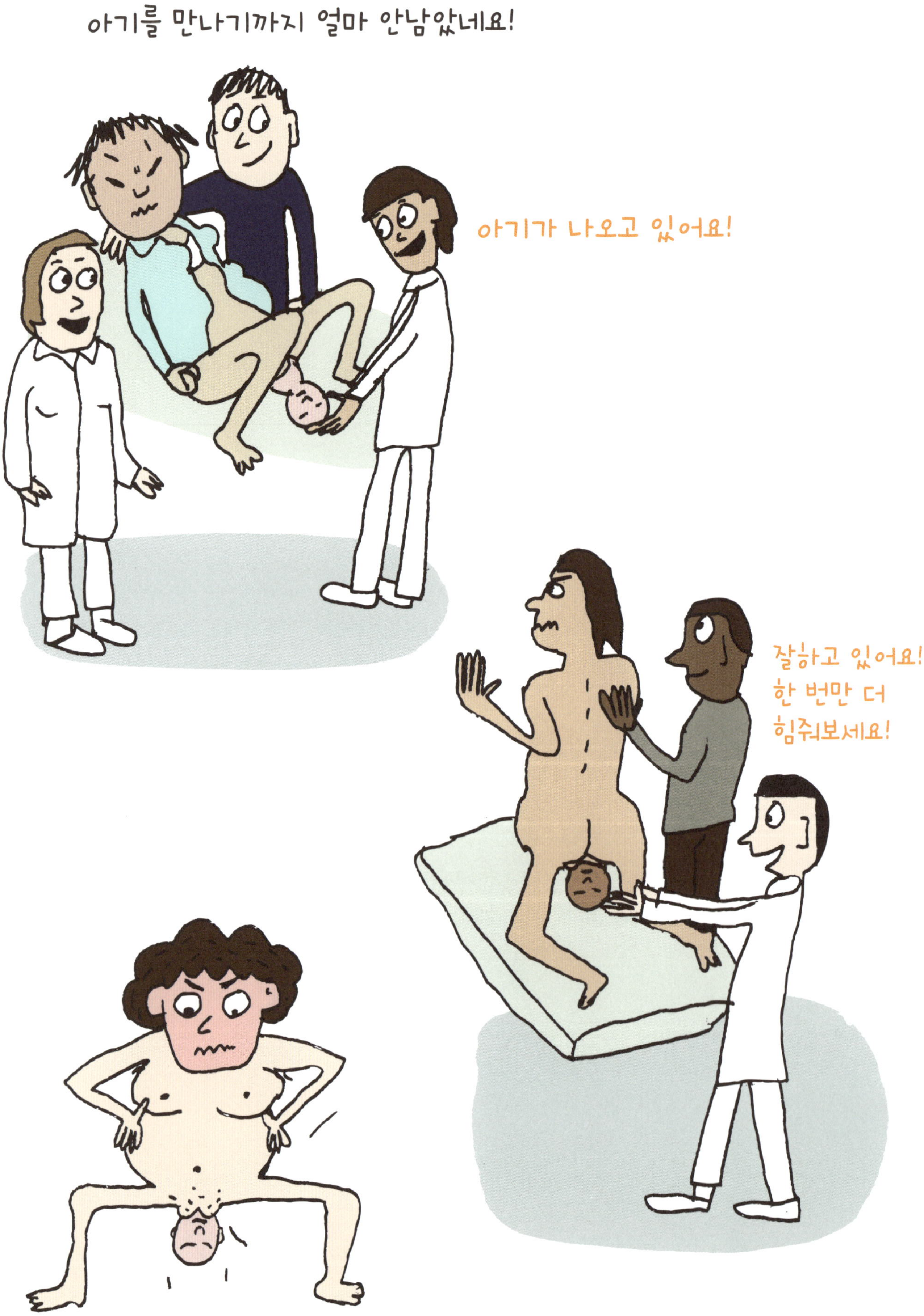

아기를 만나기까지 얼마 안남았네요!
아기가 나오고 있어요!
잘하고 있어요!
한 번만 더
힘줘보세요!

가끔은 아기가 질을 통해서 나오질 않아요.
이럴 땐 제왕절개 수술을 통해 나오게 됩니다.

자궁에 있던 아기를 배를 열어서 꺼내요.

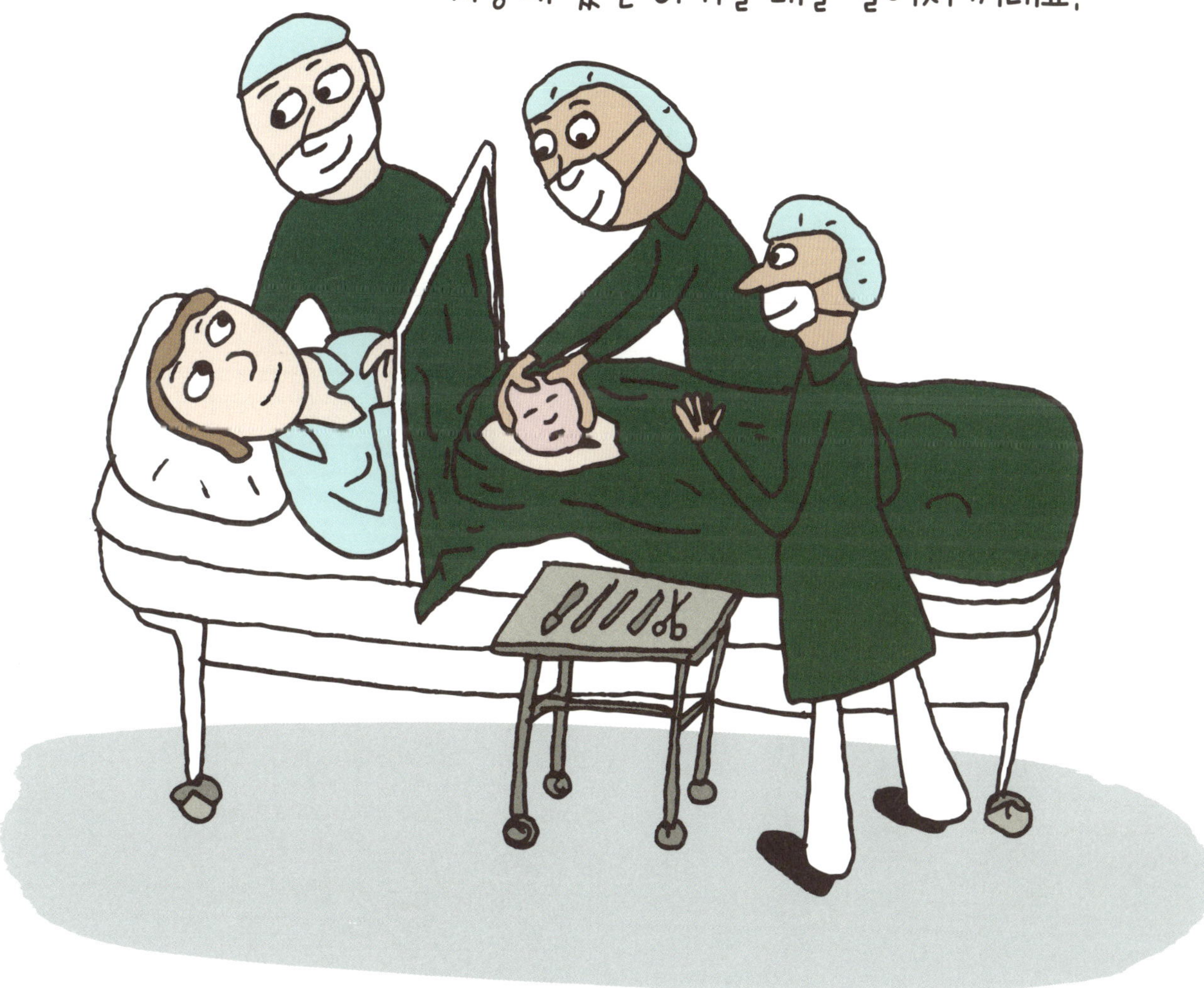

그 동안 아기에게 영양분을 주었던 탯줄은 잘라냅니다.

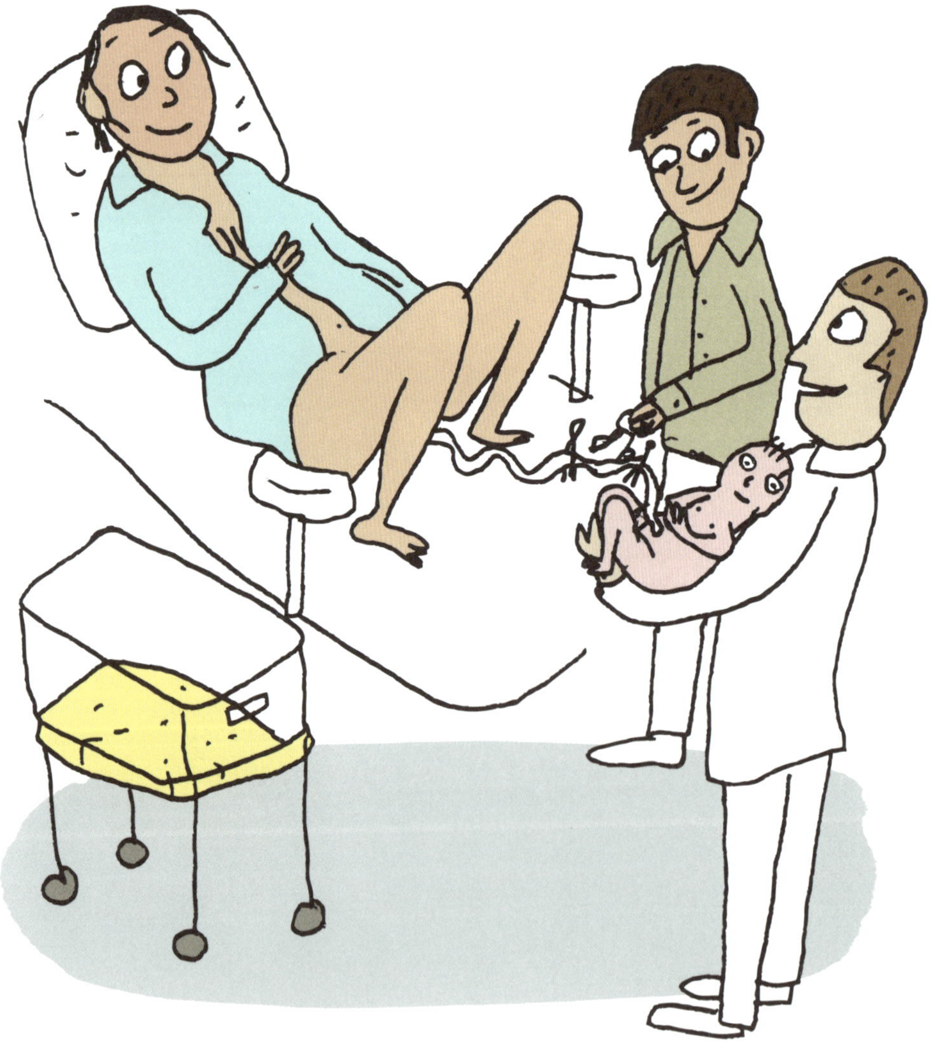

엄마는 곧 태반도 낳게 되요.

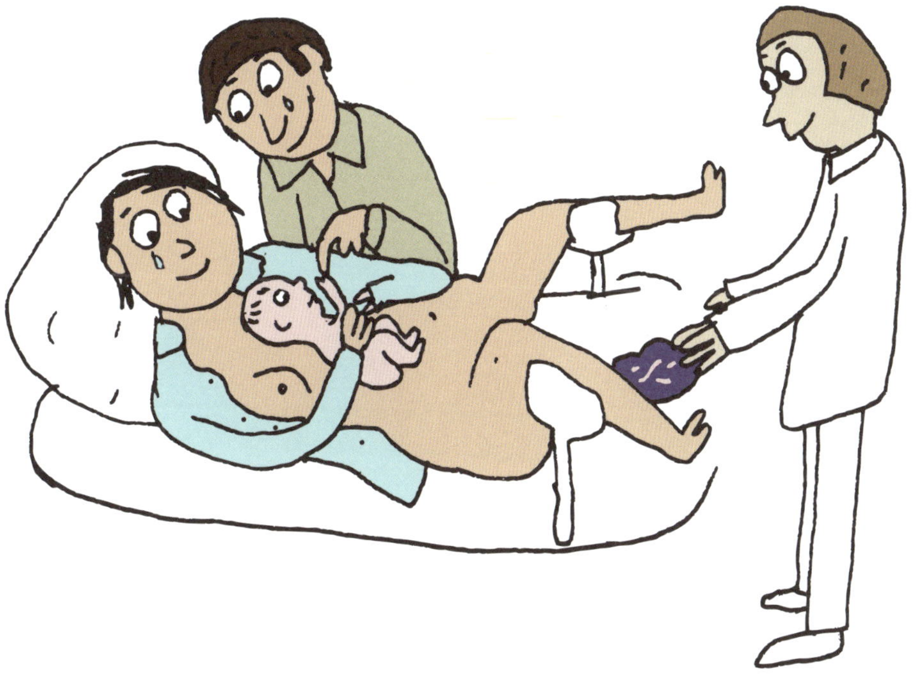

태반은 약간 나무처럼 생겼고 탯줄이 마치 나무 기둥 같아요.
어떤 사람들은 태반을 생명나무라고도 불러요.

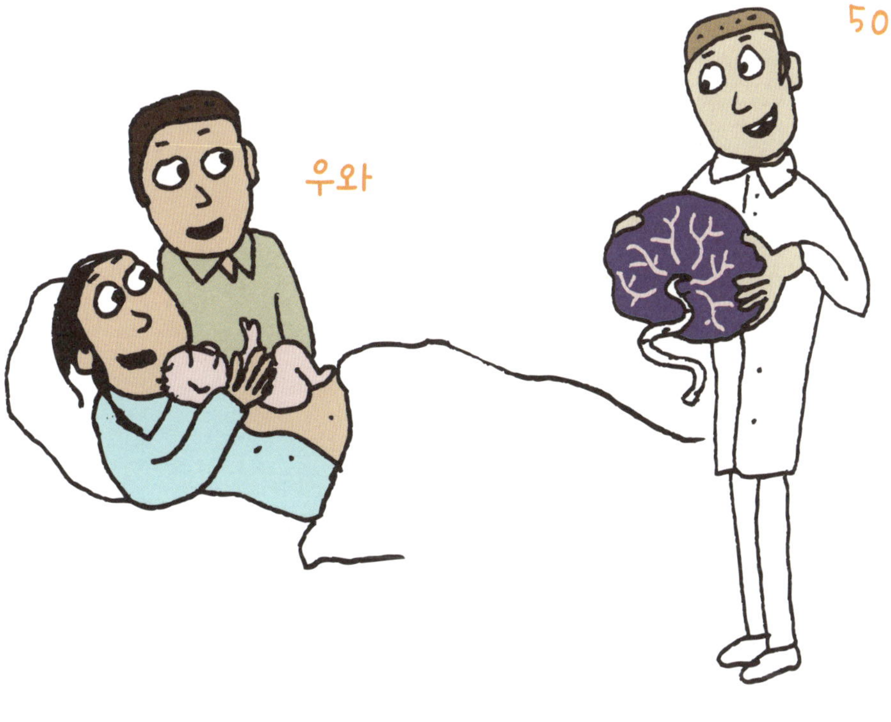

이것 좀 보세요! 20센치 너비에 500그램이나 되요! 대단해요!
우와

부모님과 병원에 있는 사람들이 가장 먼저 아기를 만나요.
부모님은 아기가 너무 사랑스럽고 예쁘고 기쁘고,
아기를 위해 무엇이든 다 해주고 싶고, 자라나는 것을 보고 싶어 해요!

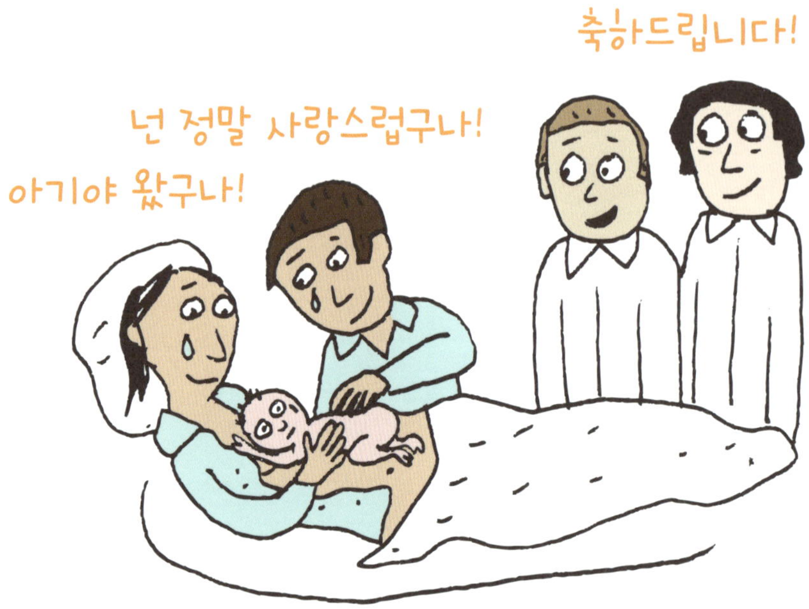
축하드립니다!
넌 정말 사랑스럽구나!
아기야 왔구나!

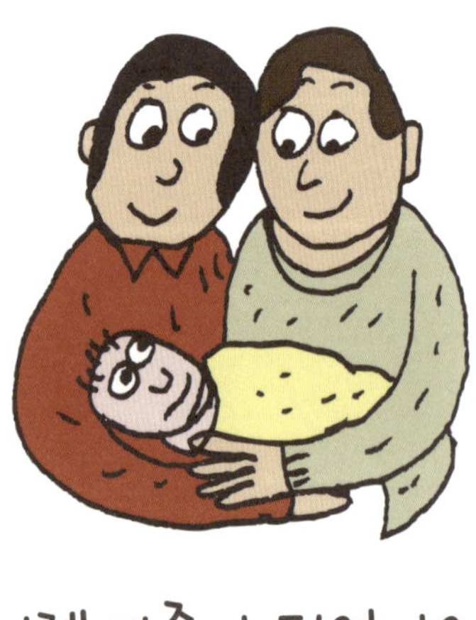

이젠 가족이 되었어요.

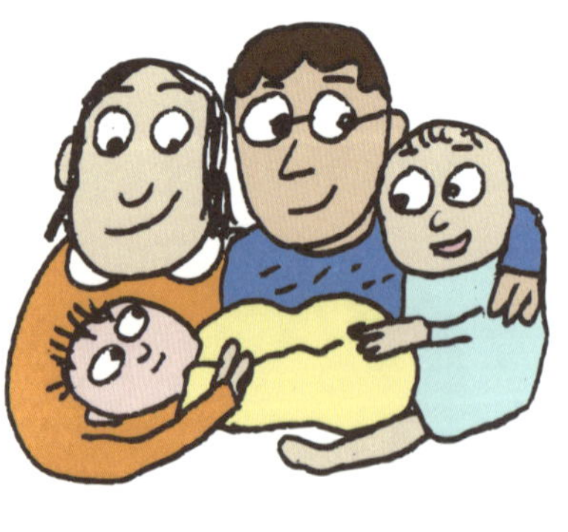

혹은 더 큰 가족이
된 것일 수도 있어요.

입양된 아이들은 부모님이 아기를 돌볼 수 없을 때,
다른 부모님께로 다시 태어나게 됩니다.

입양한 부모님은 이 소중한 아기를 만나기까지
굉장히 오래 기다리고 또 기다렸어요.

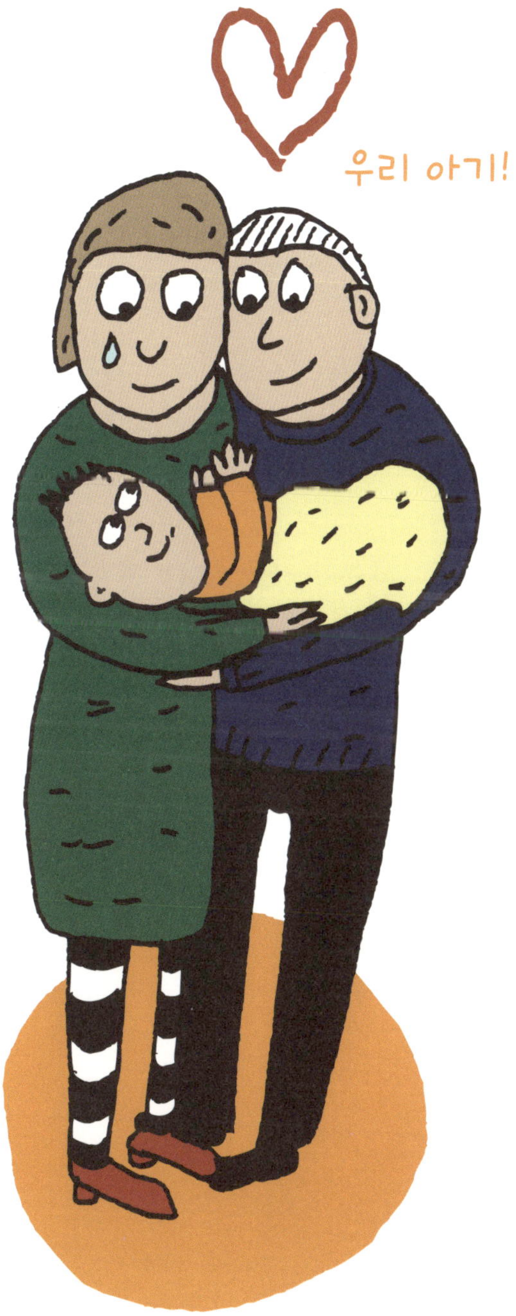

지구상에는 수많은 아기들
이 매일매일 태어납니다.

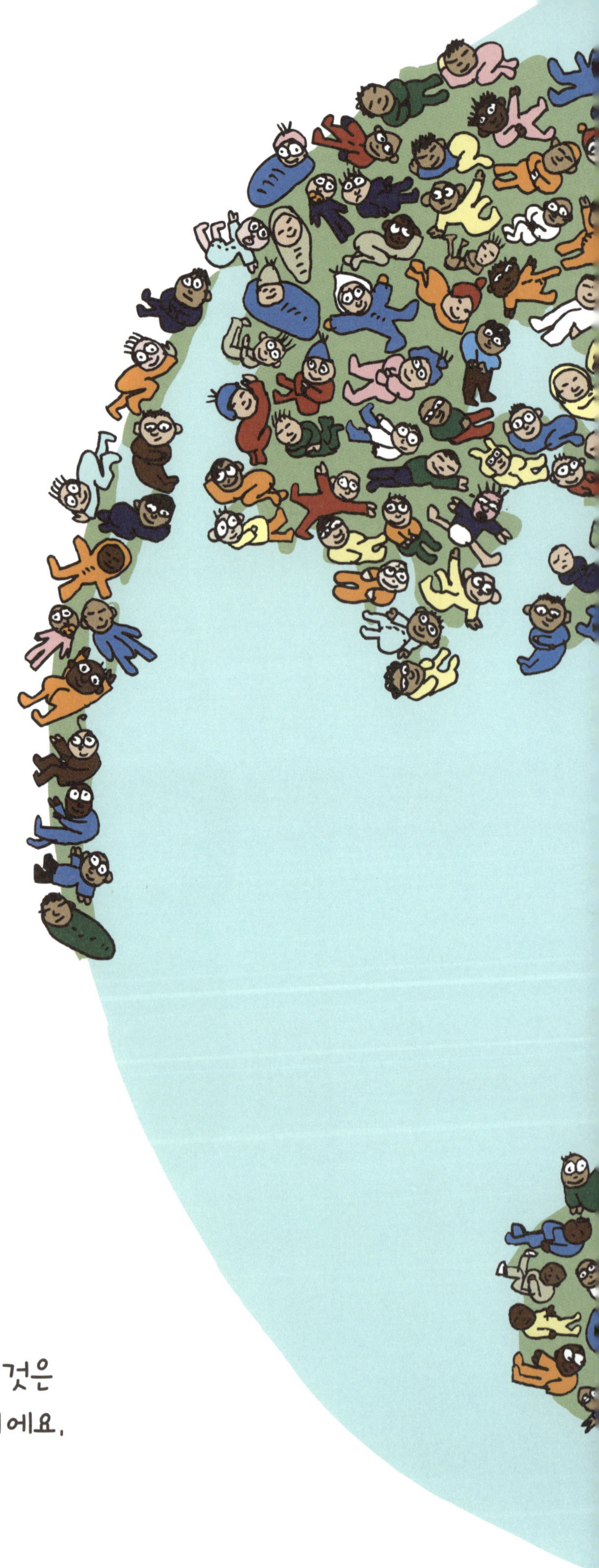

이 세상에 한 아기가 태어난다는 것은
가장 신비롭고 가장 아름다운 일이에요.

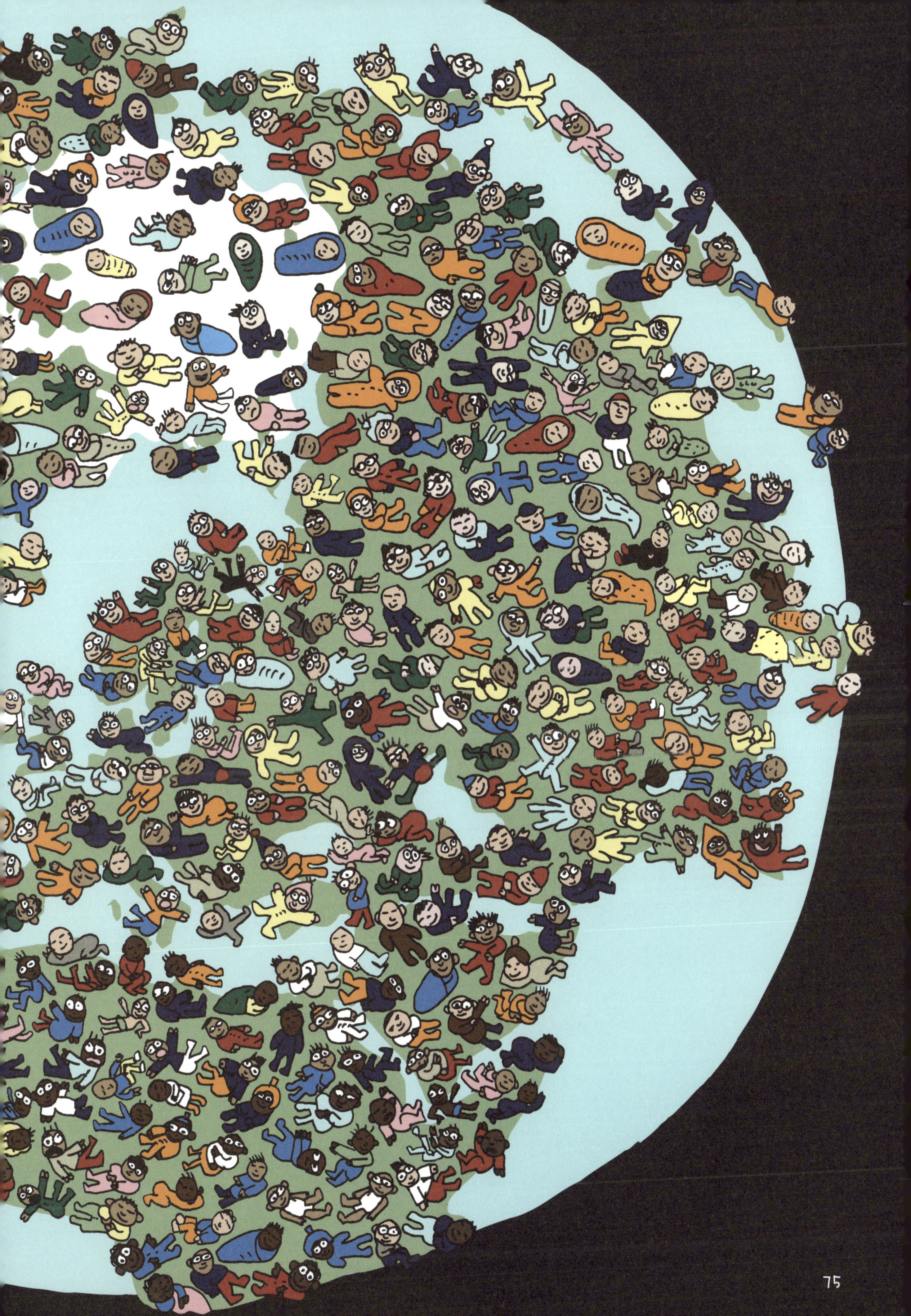

모든 아기는 각각 다르게 생겼어요. 이 세상에 나와 같은 아이는 나 밖에 없어요.
우리가 만들어지고 태어나고 살아가고 지금 하는 일을 하고 있다는 것은 기적이에요.
그리고 내가 내가 된 것도 정말 신비로운 기적이죠!

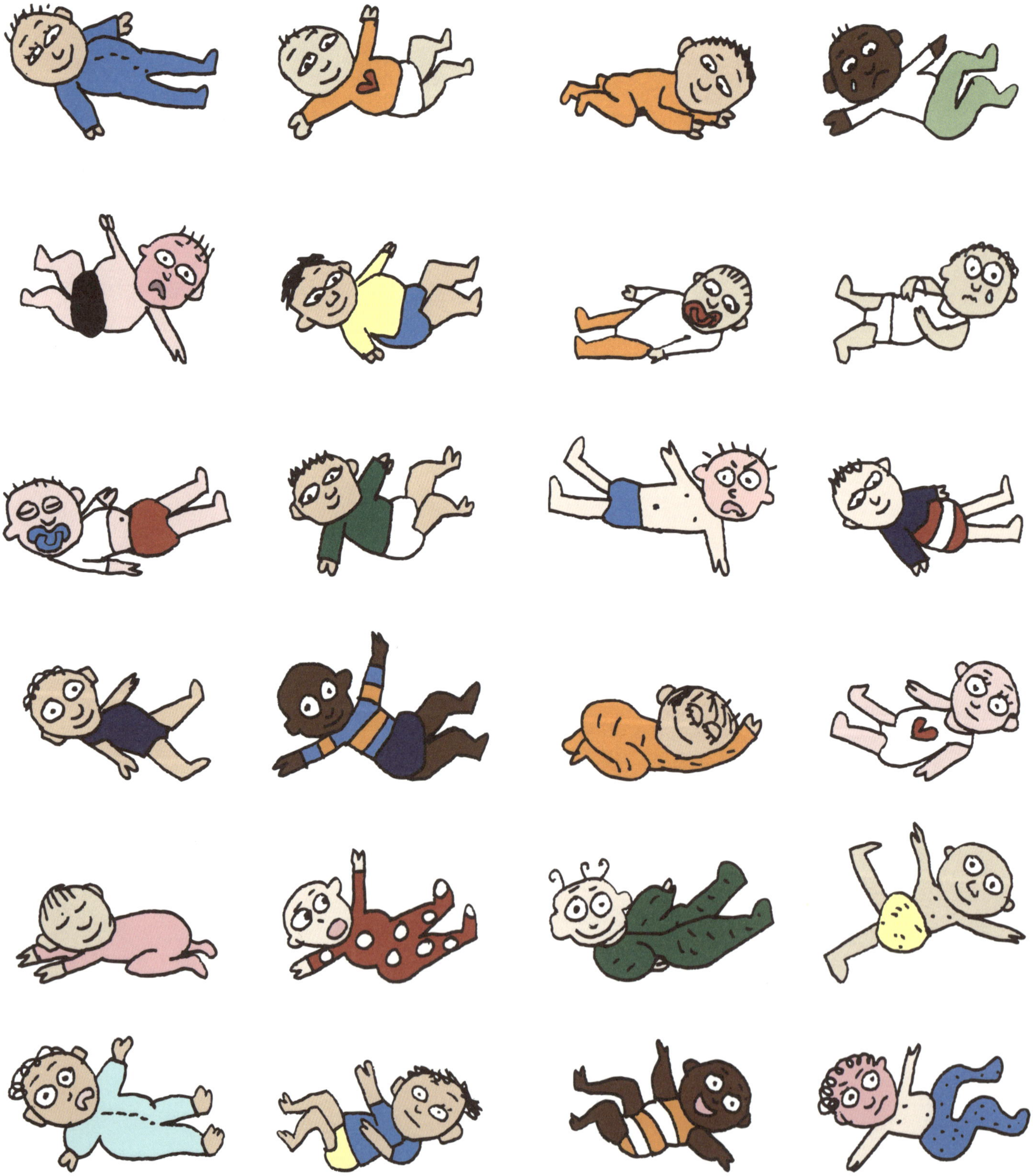

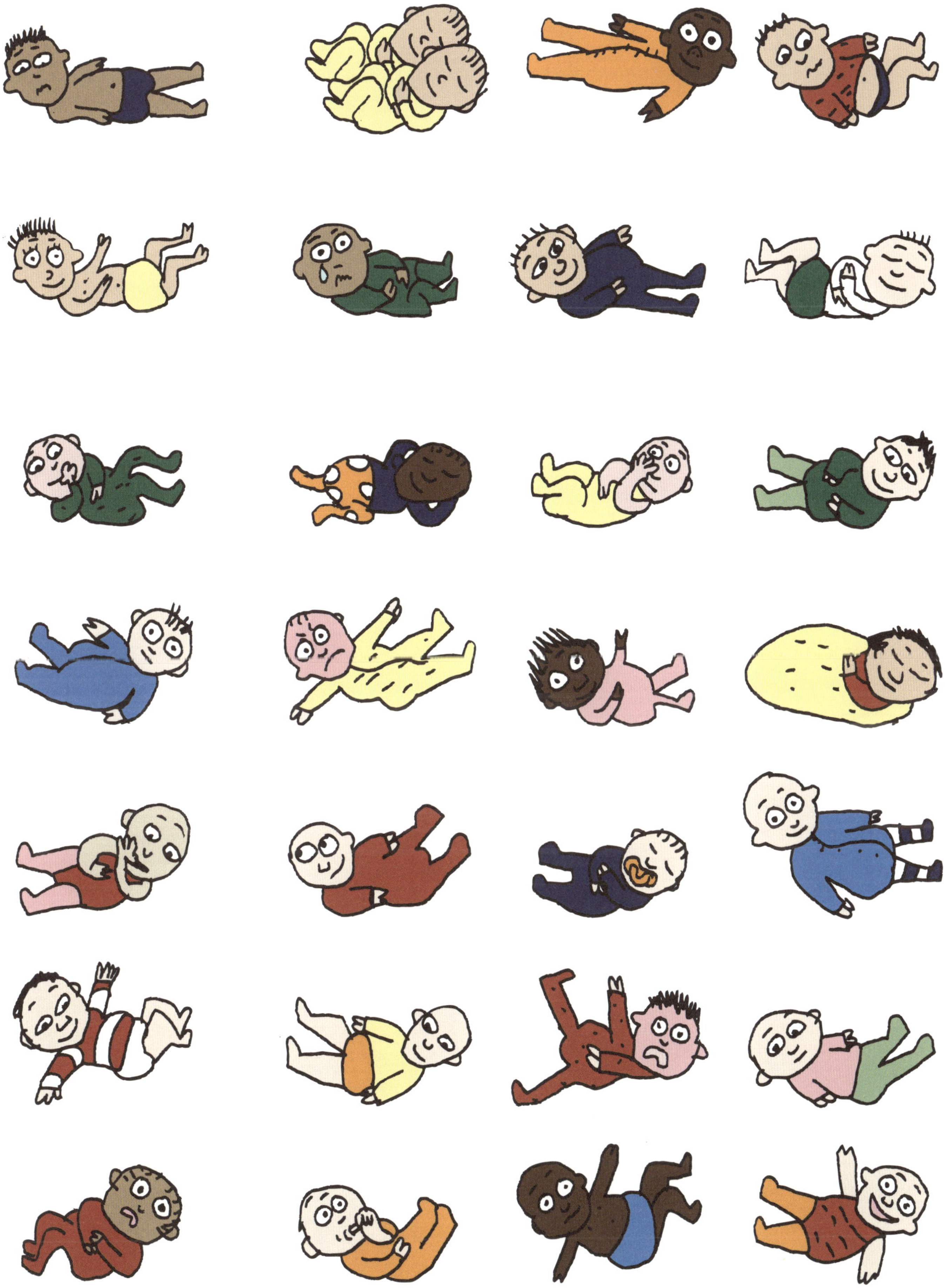

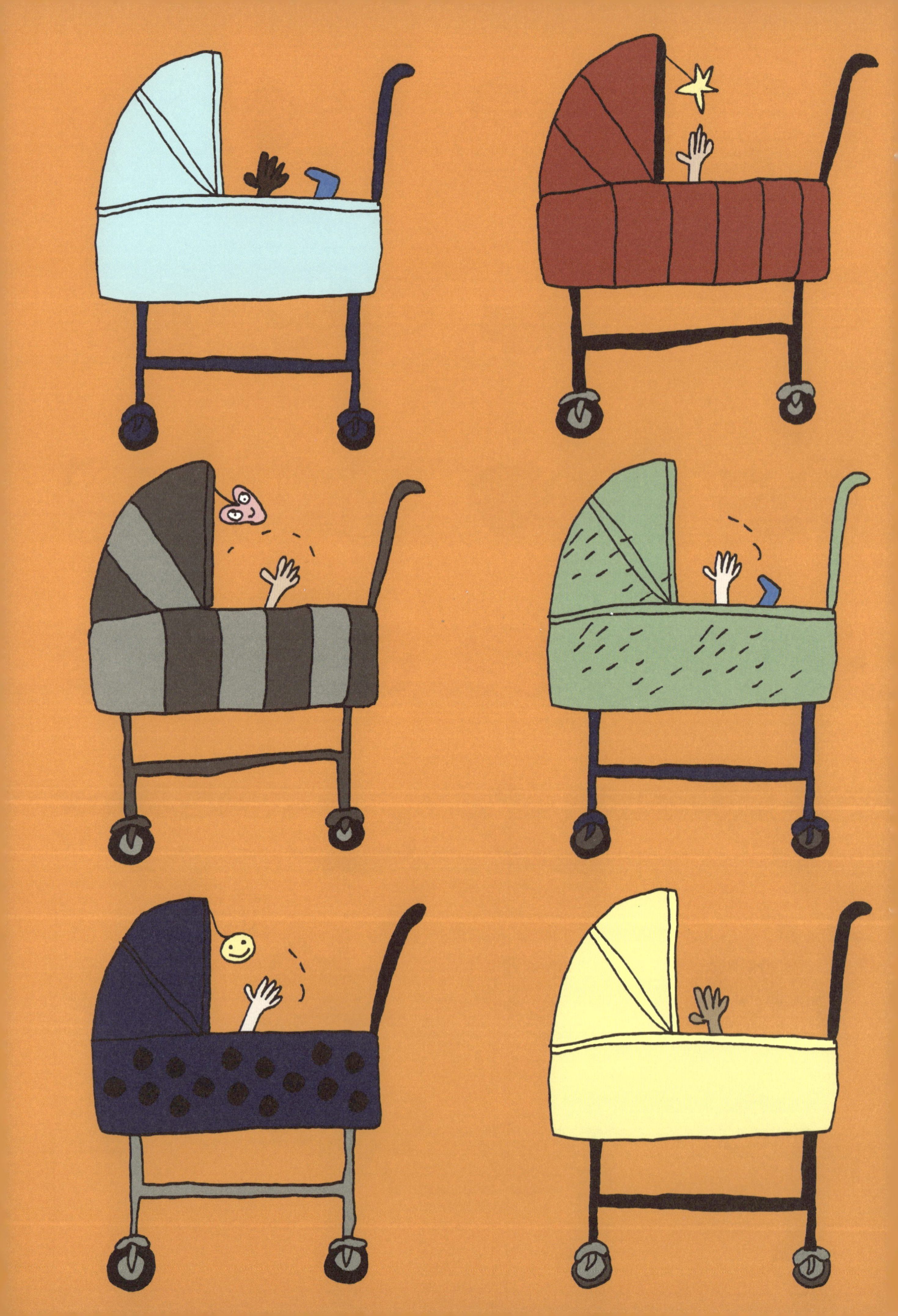

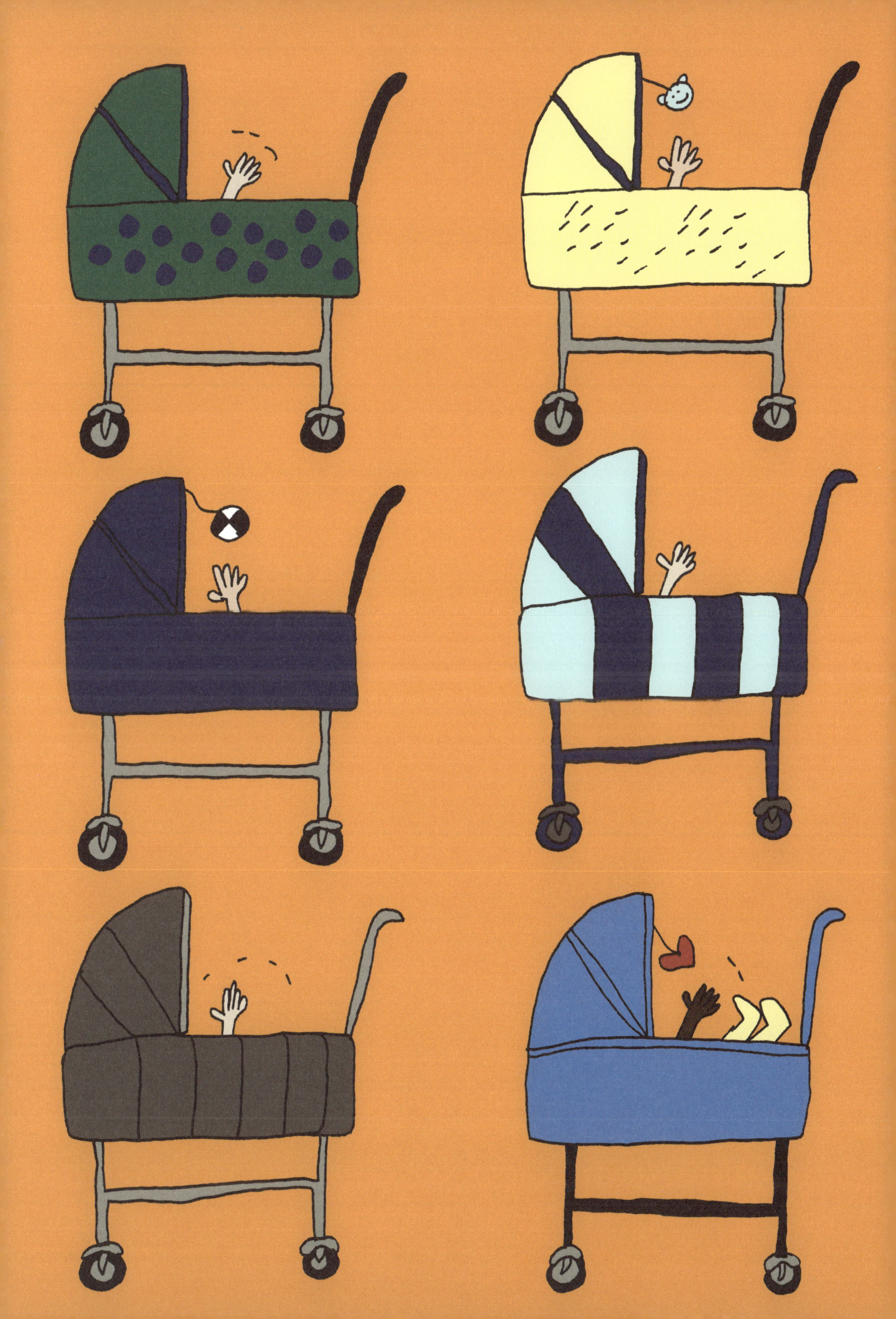